JIATING KANGFU YU HULI XILIE

家庭康复与护理系列

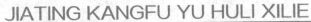

冠心病

家庭用药、配餐与护理

滕中华　王莉慧　主　编

陈　凌　肖　敏　副主编

U0209092

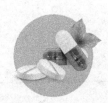

化学工业出版社

·北京·

图书在版编目（CIP）数据

冠心病家庭用药、配餐与护理/滕中华，王莉慧主编．—北京：化学工业出版社，2014.7（2022.1重印）
（家庭康复与护理系列）
ISBN 978-7-122-20543-8

Ⅰ.①冠…　Ⅱ.①滕…②王…　Ⅲ.①冠心病-用药法②冠心病-食物疗法③冠心病-护理　Ⅳ.①R972②R247.1③R473.5

中国版本图书馆 CIP 数据核字（2014）第 083983 号

责任编辑：傅四周　　　　　　　　装帧设计：史利平
责任校对：蒋　宇

出版发行：化学工业出版社（北京市东城区青年湖南街13号　邮政编码100011）
印　　装：北京虎彩文化传播有限公司
710mm×1000mm　1/16　印张12　字数239千字　　2022年1月北京第1版第10次印刷

购书咨询：010-64518888　　　　　　　售后服务：010-64518899
网　　址：http://www.cip.com.cn
凡购买本书，如有缺损质量问题，本社销售中心负责调换。

定　　价：35.00元

编写人员名单

主　　编　　滕中华　　王莉慧

副主编　　陈　凌　　肖　敏

编　　者　　（按姓名汉语拼音排序）

陈　凌　黄嘉熙　李　芸　林丽霞

丘伟燕　申铁梅　滕中华　王莉慧

王　莹　肖　敏　杨旭希　詹晓燕

周桂芳　周天心　邹艳平

前言

　　心脏是我们人体最重要的器官之一，我们全身所有组织、器官的供血都由它来推动，它就像一个昼夜不停的泵，推动血液循环流动。正因为心脏夜以继日地跳动，我们的生命才得以维系。而如此辛劳的心脏本身也需要充分的血液和氧分的供给，冠状动脉正是供应心脏自身血液的血管。我们把因冠状动脉本身的问题，导致心肌缺血、缺氧而引起的心脏病称为冠状动脉性心脏病，简称冠心病。发生冠心病的原因，除了冠状动脉粥样硬化以外，也包含冠状动脉内血栓形成，以及冠状动脉发生痉挛、栓塞等。随着人们生活水平的提高，高血压、高血脂、糖尿病、肥胖、吸烟、过量饮酒、精神紧张、饮食不当、缺乏运动等因素，使得冠状动脉粥样硬化性心脏病的患者日益增多，患者人群也有了更年轻化的趋势，冠心病俨然已经成为威胁人们健康的"头号杀手"。

　　目前国内外治疗冠心病的手段越来越先进，冠状动脉介入、冠状动脉搭桥等技术的发展以及抗凝、抗血小板等药物的运用让众多冠心病患者重获新生。但由于患者对疾病知识的缺乏，在临床上我们也经常遗憾地发现：有的患者在药物治疗后，症状缓解了就认为万事大吉了，擅自停药、不及时复查、没有相应的生活方式的改善，从而出现了第二次、第三次的心绞痛、心肌梗死甚至猝死；也有的患者，因为对自身出现的胸痛等症状不够重视，延误诊治时间，导致出现大面积的心肌梗死、严重心力衰竭甚至猝死；还有的患者，病情需要做冠状动脉介入或冠状动脉搭桥手术，由于患者对治疗措施的畏惧而拒绝，结果出现更严重的后果。

　　本书共分四章：认识冠心病、冠心病的家庭用药、冠心病的家庭配餐和冠心病的家庭护理。编者采用通俗易懂的语言，配合图片，详细向读者介绍了什么是冠状动脉、冠心病、心肌梗死；哪些人群更应警惕冠心病的发生；冠心病患者常用的检查手段及其意义；冠心病的常用药物以及患者在服药过程中的常见误区；冠心病患者的饮食；冠心病患者日常家居护理等。

本书的主编滕中华副主任护师是在心血管内科有几十年临床工作及管理经验的资深护理人员，其他编者也都是在心血管内科工作十年以上、中级以上专业技术职称的资深护理人员，对冠心病的用药、配餐及家庭护理有着深入的认识和研究。我们编写这本书的主要目的是希望以通俗易懂的语言，让完全没有医学基础的人了解冠心病的基本知识，有效预防和及时发现冠心病先兆，及时就医，了解冠心病患者日常生活有哪些宜忌等。本书内容具体、实用，科学性、可操作性强，便于患者及其家人自我学习和掌握。

由于时间仓促，在编写过程中，难免出现错误和纰漏，望广大读者批评指正。

我们衷心地希望本书能为冠心病患者及其家人提供可靠而有效的帮助，并使其最终远离冠心病、战胜冠心病，从而享有健康的人生。

滕中华　王莉慧
2014 年 6 月

目录

第一章

认识冠心病

第一节 什么是冠心病

一、冠状动脉——心肌的供血管道

1. 了解你的心脏

（1）心脏的位置（如图 1-1 所示）

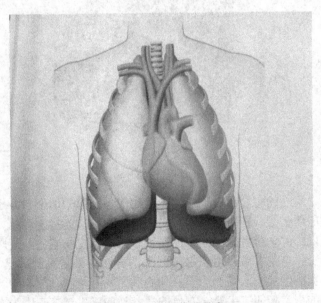

图 1-1 心脏的位置示意

　　心脏是我们人体最重要的器官之一，我们全身所有组织、器官的供血都由它来推动，它就像一个昼夜不停的泵，推动血液循环流动。心脏位于我们胸腔的正中央偏左位置，由胸骨、肋骨和脊柱组成一个安全的"房子"，心脏就位于这个

"房子"的中央偏左位置，左右两侧是我们的肺脏，后面有食道、大血管，心脏的外面包了两层很薄而又光滑的膜，叫做心包膜。两层心包膜之间有一空隙，称之为心包腔，其中含有少量淡黄色液体，约20毫升，称为心包液。心包液在心脏跳动时起着滑润的作用，可以减少摩擦和阻力。心包膜在心脏的外围，有保护心脏不致过度扩张的功能。正因为这些结构的存在，我们的心脏受到了很好的保护。整个心脏的外形像一个倒置的圆锥形，心脏的大小和我们自己的拳头大小差不多，质量约260克，这个圆锥形不那么规则，略向左倾斜。我们的心脏约有三分之二在胸骨正中线的左侧，三分之一在胸骨正中线的右侧，心脏跳动最明显的地方位于心尖部，当我们把手放在左侧乳头的稍下方的位置就可以感受到它的跳动，正是因为我们的心脏在不停歇地跳动，我们的生命才得以延续，所以，正确认识并保护好我们的心脏是很重要的事。

（2）心脏的内部结构（如图1-2所示）

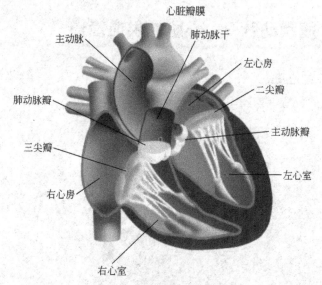

图 1-2　心脏的内部结构示意

心脏是一个肌性的空腔器官，由四个腔组成，上面的两个腔分别叫左心房和右心房，下面的两个腔分别叫左心室和右心室。左心室连接主动脉，通过主动脉供应除了肺脏以外的全身各脏器组织的血液，因此，左心室室壁最厚。右心室连接肺动脉，负责将全身各脏器组织收集回来的静脉血输送到肺部进行气体交换，变成含氧量丰富的动脉血。同侧的心房和心室之间有单向开放和闭合的瓣膜，叫房室瓣，左侧的房室瓣叫二尖瓣，右侧的房室瓣叫三尖瓣。正因为有这些瓣膜的存在，心脏中的血液只能由心房流向心室，而不能从心室倒流回心房，当瓣膜出现关闭不全和狭窄时，就会影响心脏的泵血功能，久而久之心脏的腔室会增大，就出现我们常说的心力衰竭。左右两侧的心房和心室是完全不相通的，但某些先天性心脏病的患者可能会在这些地方出现我们常说的"心漏"，也就是指有缺损，这通常在早期通过介入或手术的方法可以得到永久的解决。

当心脏患病时，为了勉强达到射血的目的，心肌纤维通过伸长增强收缩力，导致出现心腔扩大，通常称为心脏扩张。另外为了排除高血压等病的高外周阻力，而出现心肌肥厚，使心脏增大，通称为心脏肥厚。高血压的病人常引起心脏肥厚。心脏肥厚扩张的病人，在数年甚至在数十年内仍能耐受日常生活。但如同旧的橡皮筋一样，弹力是有一定限度的，心脏疾病进一步发展，代偿性肥大或扩张也将受到限制，当心脏难以耐受过度劳损时，血液就不能正常射出，从而导致心衰的发生。

（3）心脏的传导系统（如图 1-3 所示）

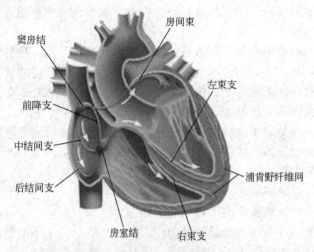

图 1-3　心脏的传导系统示意

有没有想过一个问题：为什么心脏能够夜以继日地不停跳动呢？我们自己并不能指挥我们的心脏跳动与否或者跳动的快慢，那么心脏的跳动是靠什么来指挥的呢？

心脏要实现泵血的功能，心房和心室就必须轮流地收缩和舒张。而指挥这一切的就是心脏自身所产生的节律性电脉冲。细心观察会发现，刚刚宰杀的家禽，如果剖开它的胸部，可以看到心脏还可能再继续跳动一段时间。这正是因为心肌细胞有着其他组织和器官所不具备的一种自律性细胞，它能够不需要任何外界的刺激，就自动而有节律地发出微小电脉冲，刺激心脏收缩而达到泵出血液的目的。窦房结自律性最高，我们又叫它心脏的正常起搏点，它位于右心房经上腔静脉入口处，由它发出的冲动传给心房，同时还通过节间束传到房室交界区，接下来再通过左右束支传到心室。在房室交界区传导速度较慢，我们称之为"生理延迟"，正是因为房室交界区的这一特点，心房和心室才不至于同时收缩。

心脏的传导系统出现异常就会出现我们常说的心律失常。传导系统出现异常的原因有许多，就冠心病而言，心肌的缺血、损伤可能会导致心律失常的发生。过度缓慢型的心律失常常常因为心脏泵血不足而出现头晕、晕厥等现象，必要时需要植入起搏器以辅助心脏跳动。

（4）心脏的工作原理

我们知道，血液在血管里循环流动。而我们的心脏就好像是推动血液不停流动的"水泵"，在正常情况下，心脏有节奏地收缩和舒张，推动血液在全身的血管系统中不停流动，同时，也把氧气和营养物质输送给全身各部，又把身体各部位产生的代谢产物带到肺脏、肾脏、皮肤等器官和组织进而排出体外。

一个健康成年人的心脏每收缩一次所泵出的血量约70ml，假设我们的心脏每分钟跳动70次，那一分钟泵出的血液就约有5000ml，试想，一天、一个月、一年、几十年，我们的心脏泵出的血液量该是一个多么惊人的数字。这还仅仅只是心脏在我们安静状态下的工作量，当我们进行体力劳动或运动时，心脏的泵血量也是随之增加的。

那我们的心脏是不是累得都没有休息时间呢？其实不然，我们的心脏不仅会工作，也很会休息。我们知道心脏收缩完以后就是舒张，心脏的舒张期就是它的休息时间。而且，舒张期远比收缩期要长，以一天24小时来计算，我们的心脏约9小时处于收缩期，约有15小时处于舒张期。在心室舒张时，主动脉瓣膜关闭，主动脉的根部是冠状动脉的开口，这时，更多的血液回灌到冠状动脉内，正因为如此，冠状动脉的血液供应才得到有效的保证，也正因为如此，我们的心脏才保持这强大的工作能力。可以说，心脏是劳逸结合的典范。

（5）神奇的心肌细胞

心脏主要由心肌细胞组成，每个心肌细胞之间靠闰盘相互连接、齐心协力地一起收缩和舒张，从而构成心脏的跳动。人类经过幼年、少年期后，成年人的心肌细胞在生理状态下已失去了增殖能力，就是说心肌细胞数量将不会再增加。成熟的心肌细胞逸出细胞周期，成为终末化细胞。但心肌内没有能够增生心肌细胞的干细胞，因此，心肌细胞最后就成为终末化组织，成年后就定型了，不能再生再长。一旦心肌受到损伤，心肌细胞将发生玻璃样变性、纤维化，只能进行瘢痕修复，心肌梗死后坏死的心肌必然被纤维组织代替。当前我们的内科药物、导管介入及外科搭桥手术，均不能修复及逆转已经坏死的心肌，最终就会发展为充血性心力衰竭，即心肌收缩力减弱，从而使心脏的射血功能下降。这必然导致全身供血不足。随着"干细胞生物工程"的蓬勃展开，人们发现骨髓中含有多分化潜能和自我复制的干细胞，为细胞移植、重建坏死心肌提供了理想的细胞源。如果将骨髓干细胞作为增加心肌细胞的细胞源，则可以通过移植骨髓干细胞来增加心肌细胞，修复因坏死而减少的心肌细胞。目前已有研究选用骨髓干细胞作为供体细胞，应用创伤性小的临床内科介入方法，经冠状动脉移植，使急性心肌梗死患者重建坏死心肌，改善心脏功能。这种新的治疗方法，已经取得一定疗效。

2. 冠状动脉

（1）冠状动脉的定义

心的形状如一倒置的、前后略扁的圆锥体，如将其视为头部，则位于头顶部、几乎环绕心脏一周的冠状动脉恰似一顶王冠，这就是其名称由来。冠状动脉是供给心肌血液的动脉，起于主动脉根部，分左右两支，行于心脏表面（如图1-4 所示）

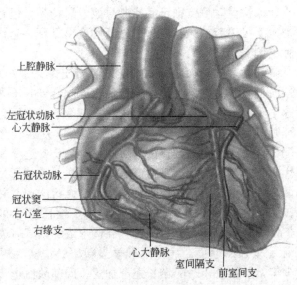

图 1-4　心脏的冠状动脉示意

冠状动脉开口于主动脉的根部，分别有左冠状动脉和右冠状动脉。左冠状动脉起于自主动脉左后窦，左冠状动脉有 2～4cm 的中干，称为左主干冠状动脉，后分为前降支和回旋支。前降支重要分支有斜角支和左圆锥支，回旋支的重要分支有左缘支和窦房结动脉。右冠状动脉起于自主动脉前窦，形成"U"形弯曲。主要分支有后降支、左室后支、动脉圆锥支、房室结动脉、右缘支及右冠状动脉干。

（2）冠状动脉的功能

人体各组织器官要维持其正常的生命活动，需要心脏不停地搏动以保证血运。而心脏作为一个泵血的肌性动力器官，本身也需要足够的营养和能源。供给心脏营养的血管系统，就是冠状动脉和静脉，也称冠脉循环。冠状动脉是供给心脏血液的动脉，起于主动脉根部，分左右两支，行于心脏表面。心肌耗氧约占全身氧摄入量的 9%，强体力劳动时，心肌的耗氧显著增加，这时，冠状动脉的血流量也随之增加以满足心肌对氧的需求。正常的冠状动脉储备能力很强，在机体剧烈活动时，靠冠状动脉扩张、心肌收缩力增强、心率加快、血压升高等措施可使冠状动脉血流量增加 6～7 倍，向心脏输送更多的氧气。

由于冠状动脉在心肌内行走，显然会受制于心肌收缩挤压的影响。也就是说，心脏收缩时，血液通过减少，当其舒张时，心脏方能得到足够的血流，这就是冠状动脉供血的特点。人心肌的毛细血管密度很高，约为 2500 根 /mm²，相当于每个心肌细胞伴随一根毛细血管，有利于心肌细胞摄取氧和进行物质交换。

同时，冠状动脉之间，尚有丰富的吻合支或侧支。冠状动脉虽小，但血流量很大，这就保证了心脏有足够的营养，维持它有力地、昼夜不停地跳动。冠状静脉伴随冠状动脉收集代谢后的静脉血，归流于冠状静脉窦，回到右心房。如果冠状动脉突然阻塞，不能很快建立侧支循环，常常导致心肌梗死。但若冠状动脉阻塞是缓慢形成的，则侧支可逐渐扩张，并可建立新的侧支循环，起代偿的作用。

（3）冠状动脉的侧支循环

在冠状动脉及其分支之间存在着许多侧支或吻合支，它是一种潜在的管道，平时在冠状动脉供血良好的生理情况下，这些侧支或吻合支并不参与冠状动脉的循环，只有当冠脉主干发生狭窄或阻塞，而侧支血管两端出现压力差时，或某些足够强的刺激出现时（如严重缺氧），它们才开放并得以发展。血液便可通过这些侧支绕过阻塞部位将血液输送到远侧的区域。这些吻合支逐渐变粗，血流量逐渐增大，便可取代阻塞的冠状动脉以维持对心脏的供血，这些通过侧支或吻合支重新建立起来的循环称为侧支循环。但吻合支或侧支血管的存在并不能说明都有侧支循环的功能，这是因为侧支循环的发展成熟需要较长的时间，且血流量较小，对心肌的保护作用有限。那么，影响侧支循环形成的因素有哪些呢？

① 冠状动脉阻塞发展的速度。病理生理学最新研究证实，冠状动脉粥样硬化始于儿童及青少年，并随着年龄的增长逐渐加重，局部缺血也日益明显，从而使吻合支的血管发生扩张，血流量增加，补偿缺血心肌的血液供应，这就建立了该部位的侧支循环。如果冠状动脉突然闭塞，侧支循环就不能形成，从而导致心肌梗死。

② 冠状动脉闭塞的部位。若冠状动脉闭塞的部位是其开口处或是近端，则主要血流中断，远端的侧支也就成了无源之水。

③ 相临动脉是否发生了闭塞。如果相临动脉也发生了闭塞，就失去了形成侧支循环的条件。

二、 冠状动脉粥样硬化——冠心病的"罪魁祸首"

1. 正常动脉壁的结构

所有的动脉血管管壁都具有共同的基本结构，即动脉壁是一个有序的层状结构，分为内膜、中膜和外膜，内膜腔内是光滑的内皮细胞，中膜由平滑肌细胞组成，管壁收缩和舒张就靠平滑肌细胞起作用，借以调节分配到机体各部和各器官的供血量。动脉粥样硬化的病变主要发生在内膜层，内膜随年龄增长而增厚，尤以冠状动脉为最，内膜增厚，是动脉粥样硬化发生的组织学基础。

血管内膜并非单纯的衬里，它有着活跃的生理功能。如对于凝血和抗凝；纤溶和抗纤溶；血小板聚集和抗聚集；白细胞黏附和抗黏附；血管舒缩以及与平滑肌细胞间的调控都处于动态平衡状态，一旦受到损伤则失去平衡，称之为内皮功能障碍，是促进形成早期动脉粥样硬化的重要因素，高血压、高血脂和免疫损伤均可能影响内皮功能。

2. 动脉粥样硬化的病理改变

冠状动脉粥样硬化是动脉粥样硬化在冠状动脉的表现，冠状动脉相对于其他动脉更容易受累及。冠状动脉粥样硬化的病理改变主要表现为脂质条纹、弥漫性内膜增厚、纤维斑块的形成。

（1）脂质条纹

解剖上可见淡黄色脂质条纹，见于病变较轻的血管，在年轻人也可以看到，以血管交叉处多见。其成分主要为含有脂肪的巨噬细胞、充满脂质的平滑肌细胞、胆固醇和胆固醇脂。虽然脂质条纹可以静止不变，甚至消失，但也可以继续进行性发展为阻塞血管的动脉粥样硬化，因此可以认为脂质条纹是早期病变。

（2）弥漫性内膜增厚

是动脉血管硬化进一步的发展，可以表现为管腔的狭窄而引起缺血；也可以管腔不狭窄，表现为血管壁的增厚，甚至少数可以表现管腔的扩张。

（3）纤维斑块

突起在管腔内，肉眼呈现白色，可以影响血液的流动。如果斑块涉及出血、血栓形成、钙化，称为复合病变。病变成分主要由大量的平滑肌细胞、巨噬细胞、T淋巴细胞组成，在纤维斑块的表面一般都覆盖着一个纤维帽。

3. 炎症与动脉粥样硬化

炎症是指各种损伤因子作用于机体时，机体的局部和全身也会发生一系列复杂的反应，以限制和消灭损伤因子，清除和吸收坏死组织和细胞，并修复损伤，这种综合的机体防御反应称为炎症。可以说，炎症是损伤、抗损伤和修复的综合过程。

凡是能引起组织和细胞损伤的因子都能引起炎症，致炎因子包括机械损伤、高温、低温、细菌、病毒、真菌、缺血或缺氧导致的组织坏死等等。

通过观察各种各样动脉粥样硬化的动物模型，发现炎症征象与动脉壁上的早期脂质沉积密切相关，例如，在早期的动脉粥样硬化病变部位都发现有白细胞的聚集。炎症过程不仅促进了动脉粥样硬化的发生和发展，而且对动脉粥样硬化急性血栓形成并发症的发生起决定作用，由于物理因素造成粥样硬化斑块破裂，是引起多种致命急性心肌梗死冠状动脉血栓形成的原因。粥样硬化斑块中大量的激活巨噬细胞可产生蛋白水解酶，蛋白水解酶可降解斑块表面起到保护作用的纤维帽中的胶原，使得纤维帽变薄、变脆、易于破裂。

4. 同是粥样硬化斑块，危害程度不同

（1）易损斑块的定义

易损斑块是指那些不稳定和有血栓形成倾向的斑块，主要包括破裂斑块、侵蚀性斑块和部分钙化结节性病变。大量的研究表明，约70%～80%的动脉硬化血栓形成是由于轻、中度狭窄的动脉斑块的破裂、继发血栓形成所致。然而，斑块破裂并不是易损斑块的唯一内容，那些有血栓形成倾向、可能快速进展成为"罪犯"斑块的粥样病变都属于易损斑块的范畴。

斑块的稳定性由多种因素决定，它与细胞外脂质池大小、炎症细胞数量呈负相关，与纤维帽厚度呈正相关。因此，脂质池增大，炎症细胞数增多和纤维帽变薄而导致斑块的易损性或者不稳定性。

（2）危害程度大的易损斑块

① 活动性炎症：有大量巨噬细胞积聚，可能确认为有活动性炎症。

② 大的脂质中心和薄的纤维帽：也就是说，有的脂质斑块像一个皮薄馅大的饺子，自然容易破裂。而有的脂质斑块就像一个皮厚馅小的饺子，它的外面有一层厚厚的纤维帽，这种斑块则相对稳定、进展缓慢，危害自然也小很多。

③ 内皮脱离，表层有血小板聚集：这种斑块的特征是表层的糜烂和血小板聚集或纤维蛋白沉积，容易诱发血栓的形成。

④ 有裂隙或受损伤的斑块：斑块的纤维帽有裂隙或新近有过破裂，这种易于发生血栓，带来闭塞性血栓或血栓栓塞。

⑤ 造成血管狭窄的斑块：有些斑块甚至可能造成血管 90% 以上的狭窄，这时，存在有血栓形成和骤然闭塞的风险。

⑥ 其他类型，包括表面有钙化结节的斑块，斑块内出血、内皮功能低下等等。

5. 预防动脉粥样硬化应从小抓起

我们可能普遍认为冠心病是中老年以后才可能会发生的疾病，其实不然，随着我们生活条件的改善、工作生活压力的加大，冠心病有逐渐年轻化的趋势。而冠状动脉硬化的改变则更早，据国外的有关资料报道：新生儿的冠状动脉是正常的，至 5 岁时仅有三分之一的儿童冠状动脉完全正常，三分之二的儿童冠状动脉都有不同程度的早期硬化性改变，到 15 岁时已很少能找到完全正常的冠状动脉。另据国内资料表明，冠心病的发病率随年龄的增长而增长，病变程度也随年龄的增长而逐渐加重。自 40 岁开始，每增加 10 岁，冠心病患病率递增一倍。男性 50 岁、女性 60 岁以后，冠状动脉粥样硬化发展也比较迅速。

因此，一个良好的生活方式、饮食方式应该是从小就开始培养。甚至现在有研究表明，孕期饮食等的控制、婴儿的出生体重、孕妇有无妊娠糖尿病、高血压等对婴儿日后得心血管疾病、糖尿病的概率有着很大的影响。对于有冠心病家族史的儿童，更应该重视日常的体检，定期查血脂、血压、血糖的水平，注意控制高脂、高热量饮食，控制体重，培养热爱运动的好习惯，这样是很有益处的。

三、 冠状动脉痉挛——没有冠脉粥样硬化，也可能出现冠心病

1. 冠状动脉痉挛的定义

冠状动脉痉挛是指行走于脏层心包下的冠状动脉主干及其主要分支发生一过

性痉挛收缩，导致冠脉管腔完全或几乎完全闭塞，使其血流灌注支配的心肌区域产生心肌缺血，心电图表现为相应导联的 ST 段抬高或压低，临床表现出缺血性胸痛症状。持久严重的冠状动脉痉挛还可能导致心肌梗死的发生，冠脉痉挛最常导致的是变异型心绞痛的发生，同时也可能成为稳定型心绞痛、不稳定型心绞痛、急性心肌梗死和猝死的一项重要病理基础。

有研究资料表明，超过四分之一的急性冠脉综合征患者无明显的冠状动脉阻塞，这其中 50% 存在冠状动脉痉挛。

冠状动脉痉挛的发病机制目前也不完全明确，一般认为内皮功能紊乱和氧化应激反应加剧是引发冠脉痉挛的病理生理基础。再者，交感神经活性降低，迷走神经张力增高，血管平滑肌的高反应性等均可能参与了冠脉痉挛。

2. 冠脉痉挛性心绞痛的临床表现

冠脉痉挛性心绞痛患者无特异性体征，与以冠脉狭窄病变为基础的劳累型心绞痛相比，胸闷、胸痛症状与典型心绞痛性质相符。胸痛的持续时间可能较长，强度较重，通常没有伴随症状，偶可伴有冷汗、恶心呕吐，甚至晕厥。冠脉痉挛性心绞痛多发生于休息时，特别是午夜 0 点至清晨 8 点。我们通常认为冠脉痉挛性心绞痛的发作与活动无明显关联，有些患者在凌晨，痉挛可因为轻微的运动而被诱发，然而在下午，即使较重的运动也不容易被诱发。心电图表现为相应病变部位导联的一过性 ST 段抬高或压低，而冠脉造影显示正常。常见诱因包括吸烟、饮酒以及当在心理应激状态（如过度兴奋、紧张、惊恐等）或寒冷刺激、剧烈运动时，交感神经过度兴奋，加上冠状动脉局部高敏感性，有可能会诱发冠状动脉痉挛。当然，冠脉痉挛也可以发生在本身已经存在一定狭窄的冠脉血管。

3. 冠脉痉挛性心绞痛的防治

冠脉痉挛的预防首先可以从改变生活方式和控制冠心病危险因素方面着手，如戒烟限酒、控制血压、维持适当的体重、纠正糖耐量异常与高脂血症、避免过度劳累和减轻精神压力等，也能起到改善患者症状和预防发作的作用。吸烟被认为是冠脉痉挛的一个高危因素，因此戒烟很重要。

冠脉痉挛的发生率较高，临床表现复杂，难以完全识别，再加上其发病机制不是很清楚，致使其防治药物选择受限。药物治疗方面，主要有钙离子通道拮抗剂及硝酸酯类药物。钙离子通道拮抗剂是预防冠脉痉挛性心绞痛的首选药物。

 四、 如何发现冠心病——冠心病的症状

1. 冠心病的定义

我们把因冠状动脉本身的问题，导致心肌缺血、缺氧而引起的心脏病称为冠状动脉性心脏病，简称冠心病。发生冠心病的原因，除了冠状动脉粥样硬化以外，也包含冠状动脉内血栓形成，以及冠状动脉发生痉挛、栓塞等。

流行病学研究证明，尽管大多数冠心病患者直到成年才表现出临床症状性疾病类型，但冠状动脉粥样硬化在早年就已发生。目前，冠心病已成为危害人们身体健康的主要心血管疾病，也是主要的死亡原因之一。随着国民经济发展和人民生活水平提高，我国已逐渐进入老龄化社会。随着年龄的增大，冠心病的发病率也增高。

2. 冠心病的分型

1979 年世界卫生组织（WHO）将冠心病分为以下五型。①隐匿性冠心病，又称无症状性心肌缺血：患者无症状，但是心电图或核素心肌显像有心肌缺血的表现。②心绞痛型冠心病：有典型的胸骨后压榨样疼痛的表现。③心肌梗死型冠心病：较长时间的缺血已经导致了相应的心肌出现坏死。④心力衰竭和心律失常型冠心病，又称为缺血性心肌病：长时间的心肌缺血或坏死导致心肌纤维化，可出现心脏增大、心力衰竭等。⑤猝死型冠心病：因原发性心脏骤停而猝然死亡，多为严重的心律失常所致。

近年来又提出了急性冠脉综合征的概念，包括不稳定型心绞痛和急性心肌梗死。

3. 心绞痛的类型

（1）劳力型心绞痛

所谓劳力型心绞痛，就是指在活动状态下出现胸痛，而休息时缓解或不发生。劳力型心绞痛又可细分为以下三种类型：

初发劳力型心绞痛　过去无心绞痛病史，在一个月内新出现劳力型心绞痛。这时候我们不能大意，应及时就医，这种心绞痛有逐渐加重的倾向，易发生心肌梗死及猝死。

稳定型心绞痛　心绞痛在一个月以上，发作时的诱发因素（体力活动强度相同的情况下诱发胸痛）、疼痛的严重程度、发作次数，每次硝酸甘油的服用量都基本保持稳定不变者。

恶化劳力型心绞痛　原有稳定型心绞痛在近期内出现发作频率增加、程度加重、时限延长、诱发因素变化、硝酸酯类药物缓解作用减弱等。

（2）自发型心绞痛

自发型心绞痛的特点是胸痛的发生与活动无明显关系，活动和休息时均有可能发生心绞痛。心绞痛的发作与体力活动无明显关系，通常是由于冠状动脉本身痉挛，冠状动脉血流减少导致心肌缺血而发病的。与劳力型心绞痛相比，这种心绞痛一般持续时间长，程度较重，发作时心电图 ST 段压低较明显。有些病人睡到半夜常因胸闷而憋醒，需坐起来甚至打开窗户才能入睡，这种情况称之为卧位型心绞痛，也是属于自发型心绞痛的一种类型。某些自发型心绞痛患者在发作时出现短暂性的心电图 ST 段抬高，称为变异型心绞痛。

4. 心绞痛的特点

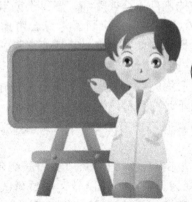

典型的心绞痛部位在胸骨体的中段或上段之后，可波及胸前区，有手掌大小范围，常呈压榨样疼痛。

通常大家认为冠心病引起的心绞痛就等于胸痛，其实不然，引起胸痛的原因有很多。事实上，也并不是所有的心绞痛发作都表现为单纯的胸痛，笔者就曾碰到病人因牙痛就医，最后被诊断是心绞痛发作的例子。下面就介绍一下典型的心绞痛发作有何特点。

（1）疼痛的部位

典型的心绞痛部位在胸骨体的中段或上段之后，可波及胸前区，有手掌大小范围，甚至横贯于前胸，界限不很清楚。常放射至左肩、左侧上肢或至颈、咽、下颌等。如果胸痛的部位不是一片，而是一个点，这种通常不是心绞痛。

（2）心绞痛的性质

典型的心绞痛为压榨样疼痛，胸痛常为压迫、发闷或紧缩感，也可有烧灼感，胸痛剧烈时，病人可伴有濒死的恐惧感觉。心绞痛通常不是尖锐的疼痛，如果患者感觉是刺痛、刀割样的疼痛时，则很可能不是心绞痛。

（3）心绞痛的诱因

通常由体力劳动或情绪激动（如愤怒、焦急、过度兴奋等）时激发，饱食、寒冷、吸烟等亦可诱发。典型的心绞痛通常发生在劳动或情绪激动的当时，如果是劳动一段时间过后感觉到胸痛或胸前区的不适感通常也不是心绞痛。

（4）疼痛的持续时间

疼痛出现后常逐渐加重，通常持续15分钟内可缓解，多数为3～5分钟，偶尔有达30分钟的，如果疼痛持续不缓解，或有持续数日的胸前区的不适感，这种通常不是心绞痛。

（5）缓解方式

通常停下原有的活动安静休息能缓解胸痛症状，如休息未能缓解，舌下含服硝酸甘油数分钟内可缓解。

5. 心绞痛的鉴别诊断

既然不是所有的胸痛发作都是心绞痛，那还有哪些情况也可能出现胸痛或胸部不适症状呢？

(1) 心脏神经官能症

这种通常是由情感或精神因素等导致的胸部不适或疼痛，多见于更年期妇女或中青年女性，这时，应结合患者的年龄、性别、危险因素等综合考虑。事实上，女性绝经期前，如果没有明显的危险因素（如家族史、吸烟、高脂血症、糖尿病等），发生冠心病的概率是很低的。这类患者通常会描述胸痛的症状较持久，有的人甚至觉得持续的心前区隐痛，常伴有胸闷或自觉呼吸不畅，在阴雨天易发作，喜叹气，疼痛多在疲劳之后出现，而不是在疲劳或激动的当时出现，有时可耐受较重的体力活动而不发生胸痛的症状。日常多有心悸、疲乏、多行、失眠、焦虑等神经衰弱的症状。

这类病人也可能有心电图 ST 段及 T 波的改变，这时可以做普萘洛尔试验，多数患者服普萘洛尔 20mg，2 小时后可变为正常。也可以做运动负荷试验、超声心动图、放射性同位素检查，仍不能确定者，可最终通过冠状动脉造影来明确诊断。

(2) 急性心肌梗死

疼痛的部位与心绞痛相似，但性质更剧烈，持续时间长，放射范围更广，诱发因素不明显，患者常伴有大汗淋漓、恶心、气促、濒死感等，休息或含服硝酸甘油不能使之缓解。

(3) 急性心包炎

尤其是在心包炎的早期，可出现心前区和胸骨后疼痛，常与深呼吸、咳嗽或体位改变有关，早期听诊可以听到心包摩擦音。可有发热、白细胞增高等炎症反应。

(4) 急性主动脉夹层

主动脉夹层可出现剧烈的胸痛，常呈撕裂样痛，可广泛放射到背部、腰腹部等，多数病人有高血压病史，测量两侧上肢或下肢血压不匹配。属于心血管急症，预后较差、致死率高，应及时处理，通过胸部 X 线检查、超声心动图等可确诊。

(5) 胃肠道疾病

消化性溃疡、胆道疾病、食管病变等均可出现上腹痛，也可能出现胸部的疼痛。但胃肠道疾病的疼痛多与饮食不当及饮酒有关，而与体力劳动无关。通过饮食调节和服用相应的治疗胃肠道疾病的药物有效，胃镜检查、胆囊造影及腹部超声等可以鉴别。

(6) 其他

其他诸如心肌炎、瓣膜病、肥厚梗阻性心肌病、X 综合征等也可以出现胸痛的症状。

6. 冠状动脉心肌桥——没有动脉粥样硬化也可导致心肌缺血

冠状动脉心肌桥是一种先天性的冠状动脉解剖异常。正常情况下，冠状动脉及其主要分支行走于心外膜下脂肪组织中。当某段冠状动脉行走于心肌内，部分或完全被心肌覆盖，由于收缩期心肌收缩而压迫血管，使管腔出现暂时性狭窄或闭塞，该段心肌纤维称为心肌桥。

心肌桥可以被认为是一种"良性病变"而较少导致临床事件的发生。大多数患者可以无症状或者仅在剧烈活动时有轻微胸闷的症状，休息后即可缓解，仅在行冠状动脉造影或是做冠脉 CT 检查时偶然发现。但有症状者可导致不稳定型心绞痛、急性心肌梗死、危及生命的心律失常甚至猝死。在有症状的患者中，男性居多（78%～91%），年龄较非心肌桥冠心病患者年轻 5～10 岁，以心绞痛为主要表现，呈现明显的心率依赖性，任何能诱发心动过速的活动或药物均可诱发心绞痛的发生。但与冠脉粥样硬化导致的心绞痛相比，心肌桥患者的血管病变较少进展，长期预后较好。

心肌桥的治疗方法主要有药物治疗、经皮冠脉介入治疗和外科手术 3 种。药物治疗是首选，也是最主要的治疗方法。介入治疗仅适用于药物治疗无效的顽固性心绞痛。药物治疗的目的主要是减慢心率，延长心脏舒张周期，从而增加冠状动脉内的血流灌注。

7. 出现心绞痛时的处理方法

作为患者，了解一定的相关知识对我们自身很有益处，但切忌生搬硬套，把自己当成自己的医生，全按自己的判断处理。毕竟，医学是一门博大精深的学问，一个临床医生不仅需要数年的学校专业知识的学习，还需要数十年的临床经验的积累，因此，当出现胸痛的症状时，我们首先要学会如何紧急处理，也要学会及时就医，寻找专业的援助，为我们的生命保驾护航。那当我们出现胸痛的症状时，应该怎么做呢？

首先，我们应该立即终止正在进行的运动或体力活动，就地休息，能平躺最好，如条件不允许最起码应处于坐位，切忌硬撑着继续完成相应的活动。如果休息后能缓解，可自行到医院找医生检查病因。如休息不能缓解，应立即拨打 120 急救电话，在原地等待急救人员到达。

其次，如果是有过心绞痛病史或曾经诊断过冠心病的患者，或者甚至是有一定冠心病危险因素（高血压、高脂血症、糖尿病、吸烟等）的老年人，就算是第一次胸痛发作，也可尝试含服硝酸甘油，如能缓解，可自行到医院找医生后续处理。如休息不能缓解，应立即拨打 120 急救电话，在原地等待急救人员到达。

五、心肌梗死

1. 急性心肌梗死的定义

急性心肌梗死可以说是冠心病最为严重的类型，所谓急性心肌梗死是指冠状动脉供血急剧减少或中断而引起持久而严重的心肌缺血、损伤，并引起部分心肌的坏死。急性心肌梗死通常发病突然、病情变化快，甚至可能威胁患者的生命，因此及时的诊断和处理至关重要，直接影响到疾病的预后和转归。俗话说时间就是心肌，时间越长，坏死的心肌就越多，越造成不可逆的损伤（如图1-5所示）。

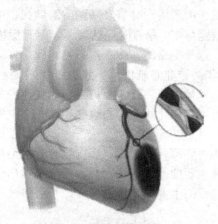

图1-5　急性心肌梗死示意

急性心肌梗死主要症状为胸痛，疼痛的部位与心绞痛相似，但性质更剧烈，持续时间更长，放射范围更广，诱发因素不明显，患者常伴有大汗淋漓、恶心、气促、濒死感等，休息或含服硝酸甘油不能使之缓解。

急性心肌梗死根据心电图上是否出现坏死性Q波分为透壁性心肌梗死和非透壁性心肌梗死，急性心肌梗死病程超过4周已愈合者，称为陈旧性心肌梗死。

通常冬春季节为发病高峰，与昼夜节律也有一定的关系，通过24小时动态心电图监测发现，在晨间6:00至午间12:00这段时间内，急性心肌梗死和冠心病猝死率最高。

2. 心肌梗死与心肌坏死的关系

一定要有心肌细胞的缺血坏死才能称之为心肌梗死。冠脉的粥样硬化、粥样斑块的破裂、炎症、血栓形成、冠脉痉挛等原因，使得冠状动脉某一部分血流中断，该部位的心肌组织就会因为持久而严重的缺血发生损伤甚至坏死，心肌坏死后，这部分心肌就会失去收缩能力，并逐渐纤维化，形成疤痕愈合，这就是心肌梗死。

3. 急性心肌梗死的病因及诱因

冠状动脉粥样硬化是引起急性心肌梗死的最主要的原因，约占90%以上，但尚有一些其他的原因也可能导致急性心肌梗死的发生，如：

（1）主动脉夹层动脉瘤累及冠状动脉时引起冠状动脉供血障碍，可见于一型及二型主动脉夹层，通常需要紧急手术，死亡率极高。

（2）感染性心内膜炎、风湿性心脏病、心脏瓣膜病、心房纤颤等使心脏内的血栓脱落致使冠状动脉阻塞。

（3）红细胞增多症使血液黏稠度极度升高，引起冠状动脉阻塞。

（4）休克、脑血管意外、急性胰腺炎、急性胆囊炎等可因反射性原因导致冠状动脉痉挛，也可能是寒冷刺激、吸烟等导致的冠状动脉痉挛，使冠状动脉血流不足甚至中断。

（5）主动脉瓣狭窄、主动脉瓣下狭窄及主动脉瓣严重关闭不全，妨碍了冠状动脉血流灌注。

（6）风湿性冠状动脉炎、梅毒性冠状动脉狭窄或闭塞及冠状动脉结节性动脉周围炎、闭塞性血栓性动脉炎等。

4. 心肌梗死与胸痛的关系

绝大部分心肌梗死患者会出现典型的胸痛症状，但约有 15% 的患者是没有胸痛的感觉的，无痛性的心肌梗死主要见于一些对疼痛敏感度低的老年患者、糖尿病患者、反复发生小面积梗死的患者，甚至有些患者发病时就出现了严重的休克、心衰或者晕厥等症状，因此掩盖了胸痛的症状。我们也曾见到有些病人体检时已经是典型的陈旧性心肌梗死的心电图表现：相应导联出现病理性 Q 波，T 波倒置。仔细询问患者时，患者表示未出现过任何的胸痛不适，但其实这时心肌已经坏死、纤维化了。因此，心肌梗死的预后与是否有疼痛和疼痛的剧烈程度是没有相关性的，无疼痛症状时，反倒容易忽略症状，从而延缓治疗，这对心肌梗死患者来说反而不利。因此，对于老年人、特别是伴有糖尿病的老年人，出现不明原因的胸部不适的感觉时就应该及时就医，及时检查，以免延误病情。

5. 急性心肌梗死发生的前兆

急性心肌梗死病人约有三分之一为突然患病而无任何先兆症状，约有三分之二有前驱症状，有的表现为原来无心绞痛病史，突然新发心绞痛，发作频繁，程度重，持续时间长；有的患者表现为原来有心绞痛病史，通常活动较剧烈时出现心绞痛症状，后渐发展为在完全休息状态下也可出现心绞痛症状，甚至在夜间睡眠时也可能出现胸闷、胸痛而憋醒，发作时限较前延长，程度较前加重，发作时，如果检查心电图可有明显的缺血区 ST 段的改变，这些都表明由稳定型心绞痛逐渐变为不稳定型心绞痛。

当患者出现以上这些表现时，需要认真对待，千万不可马虎或存侥幸心理，应该立即就诊。医生通常会要求患者住院一段时间，做一些相应的检查，如心电图、超声心动图、抽血查心肌酶等，要求患者注意休息，给予吸氧，调整药物，通常医生会建议病人做冠状动脉造影检查，了解冠状动脉有无狭窄，狭窄程度超过 70% 的患者，医生会考虑给予支架植入，这样，就可以通过早期的介入治疗防止发生致命性的后果。

为什么冠心病心绞痛会演变成心肌梗死呢？冠心病包括多种类型，有心绞痛型，也有心肌梗死型，心绞痛又有稳定型及不稳定型等，由稳定型心绞痛到不稳定型心绞痛，再到急性心肌梗死通常是一个逐渐发展和恶化的过程。冠心病的基本病因是冠状动脉粥样硬化，造成管腔严重狭窄和心肌供血不足，而侧支循环未充分建立。在此基础上，一旦供血急剧减少或中断，就可能发生心绞痛；若心肌持续缺血达一小时以上，就会发生心肌梗死。

当然，患者也千万不要过度紧张，紧张、焦虑的情绪对冠心病是非常不利的，需要自己做好心理的调节。其实，就冠心病的治疗来说，我们的一系列诊疗技术已经相当成熟，患者只需要及时就医，严格遵医嘱服药，注意休息及饮食，绝大部分是可以获得满意的治疗效果的。

6. 急性心肌梗死的临床症状

急性心肌梗死临床症状差异很大，有的患者起病急骤，进展极快，可突发晕厥、意识丧失，尚未到达医院即已死亡。也有些患者可能没有明显的自觉症状，这种我们称之为无症状性心肌梗死，这些患者可有隐约的胸部不适感，也有些患者完全没有任何不适，直到某次体检才发现心电图有陈旧性心肌梗死的改变。因此，这两种情况对于患者都是极其不利的，第一种情况下，如果患者的家属没有一定的急救知识，没有及时打120寻求救助，患者的死亡率是极高的。而无症状性心肌梗死时，患者可能忽略而延误了最佳的诊疗时机，因而影响预后。

尽管急性心肌梗死患者临床症状差异很大，但还是有一定的规律可循。约有接近一半的患者会表现出典型的心肌梗死的症状，对于患者来说，了解这些症状、对疾病有一个初步的判断并及时就医是非常必要的。

（1）胸痛

胸痛是急性心肌梗死最常见的症状，典型的胸痛位于胸骨后，呈压榨样，可有憋闷、紧缩感，可向左肩、左臂放射，胸痛的程度通常较剧烈，持续时间较长，多伴有大汗、烦躁不安、濒死感，休息或含服硝酸甘油不能缓解。疼痛的严重程度与梗死的严重程度和范围无关，有些老年病人、糖尿病病人可能因为对痛觉的敏感度降低，即使出现大面积的心肌梗死也可能只感觉到有轻微的胸骨后闷痛不适，也有少数患者不出现典型的胸痛，疼痛的部位可能位于下颌、颈部、牙齿、头部等。

（2）恶心、呕吐

约有三分之一的患者在胸痛的同时伴有频繁的恶心、呕吐和上腹胀痛不适，这可能和梗死心肌刺激迷走神经有关。

（3）心律失常

急性心肌梗死病人因为心肌细胞的缺血坏死可出现各种类型的心律失常，最常见的是室性心律失常，包括频发室性早搏、短阵室性心动过速甚至心室颤动等，心律失常也是急性心肌梗死早期死亡的主要原因之一。另外，在急性心肌梗死紧急溶栓术后也很容易出现心律失常，我们通常叫做心肌再灌注心律失常，这是因为原本缺血缺氧的心肌在重新得到血液供应后，心肌细胞膜处于尚不稳定的状态，容易诱发心律失常，但这也通常是溶栓治疗有效的一个指标之一。

（4）气促、呼吸困难

有些会出现急性左心衰的表现，明显的气促、咳嗽、咳粉红色泡沫样痰，胸痛的程度较轻或者被明显的呼吸困难所掩盖。有些病人甚至因为心排血量过低出现神志淡漠、肢体湿冷、大汗淋漓、脉搏细速、少尿或无尿等。

（5）晕厥

多见于后壁急性心肌梗死早期，迷走神经张力增高的病人，多发生于起病30分钟内，由于严重窦性心动过缓或高度房室传导组织，心率极慢、血压低所致。

（6）猝死

多见于一发病即出现心室颤动，多发生于院外。据报道，美国每年有约25万人死于冠心病猝死，约占全部猝死病人的一半。可见，对于急性心肌梗死患者，猝死已经不是罕见的现象。

7. 心肌梗死不是老年人的"专利"

心肌梗死是老年人的专利吗？答案显然是否定的。随着人们生活水平的提高、生活节奏的加快，以及久坐、缺乏运动等原因，心肌梗死的患病年龄有逐渐年轻化的趋势。

前面我们已经提到过预防冠心病得从小做起，冠心病年轻化和我们不良的饮食、生活习惯密切相关，十几岁的年轻人可能就已经有不同程度的冠状动脉粥样硬化存在。因此，科学的育儿方法、合理地喂养孩子、培养孩子热爱运动的习惯是预防冠心病很重要的一方面。

笔者曾经收治的急性心肌梗死患者当中，年纪最轻的有22岁的在校大学生，另外还有几位20多岁的年轻人，还有30岁出头的长途客车司机等，他们基本上发病之前并没有过任何冠心病的症状，个别患者发病前体检时发现有高脂血症。因此，当诊断急性心肌梗死时，患者自己都有点不敢相信。我们也经常可以在电视、报纸、网络等媒体上看到很多令人痛心的消息：一些事业有成、年轻有为的杰出人物英年早逝，当中很大一部分人就死于急性心肌梗死。他们往往每天将大量的时间用来工作，精神高度紧张，缺乏必要的体育锻炼，忽视日常的体检，很多人年纪轻轻就已经是典型的三高患者：高血压、高脂血症、高血糖。

因此，低盐低脂饮食，适当运动，控制体重，戒烟限酒，注意劳逸结合，定期检测血压、血脂、血糖等等这些对早期预防和发现冠心病是至关重要的。

8. 心肌梗死的发病情况

本病在欧美国家较常见。美国每年约有110万人发生心肌梗死，其中45万人为再梗死。本病在我国过去少见，近年来有逐渐增多的趋势。现患心肌梗死约200万人，每年新发约50万人。其中，城市多于农村，华北地区尤其是北京、天津两市最多。

本病男性多于女性，国内资料男女比例在1.9∶1至5∶1之间。患病年龄在40岁以上者占87%～96.5%。女性发病较男性晚10年，男性患病的高峰年龄为51～60岁，女性则为61～70岁，随年龄增长，男女比例的差别逐渐缩小。60%～89%的患者伴有或在发病前有高血压，近半数的患者以往有心绞痛。吸烟、肥胖、糖尿病和缺少体力活动者，较易患病。

9. 不稳定型心绞痛与非 ST 段抬高型心肌梗死的区分

不稳定型心绞痛与非 ST 段抬高型心肌梗死在病因、发病机制及临床表现上基本相似，只是心肌缺血损伤的程度有所不同，都是由于冠状动脉不稳定斑块的破裂、血栓形成，引起冠状动脉小分支或微小血管闭塞，导致心肌缺血损伤，出现 ST 段或 T 波改变，不稳定型心绞痛尚未导致心肌的坏死，而非 ST 段抬高型心肌梗死则有一定程度的心肌坏死。因此，通常将肌钙蛋白阳性的病人定为非 ST 段抬高型心肌梗死，而肌钙蛋白阴性的病人则考虑为不稳定型心绞痛。

10. 非 ST 段抬高型心肌梗死和 ST 段抬高型心肌梗死的区分

非 ST 段抬高型心肌梗死患者心电图无典型的心肌梗死表现，但更敏感的心肌酶学检查有心肌坏死的证据，如抽血查肌钙蛋白有一定程度升高，通常这种心肌梗死我们称为微梗死或微小心肌损伤。而 ST 段抬高型心肌梗死通常有典型的心肌梗死心电图表现，肌钙蛋白等明显升高，而肌钙蛋白的水平与心肌损伤的程度成正比。

通常认为，非 ST 段抬高型心肌梗死患者属于冠状动脉未完全闭塞，而 ST 段抬高型心肌梗死患者多为"犯罪"血管不稳定斑块破裂导致相应冠状动脉的完全闭塞；ST 段抬高型心肌梗死通常最终导致所供区域心室壁心肌透壁性坏死，而非 ST 段抬高型心肌梗死患者通常为非透壁型的心肌梗死，又叫微小梗死心内膜下心肌梗死。

11. 心肌梗死后心肌的病理改变

通常在冠状动脉闭塞后 20～30 分钟，受其供血的心肌即有少数坏死，开始了急性心肌梗死的病理过程，1～2 小时后绝大部分心肌呈凝固性坏死，心肌间质则充血、水肿，伴多量炎性细胞浸润。以后，坏死的心肌纤维逐渐溶解，形成肌溶灶，随后渐有肉芽组织形成。坏死组织约 1～2 周后开始吸收，并逐渐纤维化，在 6～8 周后进入慢性期形成瘢痕而愈合，称为陈旧性心肌梗死。瘢痕大者可逐渐向外突出而形成室壁膨胀瘤；病变可波及心包出现反应性心包炎；波及心内膜可引起附壁血栓形成；在心腔内压力作用下，坏死的心壁可出现破裂（心脏破裂）。

急性心肌梗死因心肌严重缺血坏死，常导致左心室功能不全，心肌功能下降与左心室心肌损伤程度直接相关，如果有相当数量的心肌发生缺血性损害，左心室泵功能减退，心排血量、心搏量、血压均降低。梗死心肌相互滑动，梗死区心肌变薄而拉长导致梗死区膨出，进入心室扩张的恶性循环。

12. 顿抑心肌和冬眠心肌

1975 年，医生就注意到结扎冠状动脉造成心肌缺血，持续一定时间松开结扎使冠状动脉血流恢复后，缺血心肌的收缩功能异常并不能马上恢复，而需数小时后才逐渐恢复。

后来提出心肌顿抑的概念，系指短时间的心肌缺血不发生坏死，但引起的结构、代谢和功能改变在心肌血流再灌注后需数小时或数周才能复原。这种再灌注挽救的处于缓慢功能恢复的存活心肌称顿抑心肌。其特点是：①发生于可逆性缺血（2～20分钟）再灌注后；②心功能障碍是完全可逆，可完全恢复；③局部血流正常或几乎正常。

急性心肌梗死溶栓成功、血栓自溶或紧急冠状动脉介入治疗术后，冠状动脉血流的恢复可挽救部分濒于坏死的心肌组织，而使可能的透壁心肌梗死面积缩小或仅表现为心内膜下心肌梗死。但这种心功能的改善并不发生在冠状动脉再通后即刻，而是几天后才逐渐出现。

冬眠心肌是指慢性缺血时心肌处于一种可逆的休眠状态，伴有心功能下降，这是心肌为适应降低的血流而发生的匹配性下降，是存活心肌在低血流灌注下防止自身坏死的自我保护，随着再灌注的恢复，心功能也随之恢复。

我们可以这样来理解，当心肌缺血发生时，我们的心肌就好比受到一次重拳的打击，这时，有的心肌被一拳打死，这些被打死的心肌是不可逆的。有的心肌呢，它只是被打晕了，这就是我们的顿抑心肌和冬眠心肌，只要我们能阻止这部分心肌继续受到创伤，及时地疏通血管让它重新得到血液供应，这部分心肌会逐步恢复活性。

13. 急性心肌梗死的并发症

（1）心力衰竭

是急性心肌梗死常见而重要的并发症之一。在急性心肌梗死的急性期和慢性期均可发生，表现为呼吸困难、端坐呼吸、阵发性夜间呼吸困难及咳嗽、发绀、心率增快、肺部湿性啰音等左心衰竭的表现，继之出现肝大、下肢水肿、颈静脉怒张等有心力衰竭的表现。

（2）心律失常

在急性心肌梗死的各种并发症中，以心律失常发生率最高。按起病后3天监测结果，发生率高达90%以上，多发生于起病24h内。室性心律失常最多见，尤以左冠状动脉前降支病变为突出。窦性心动过缓、房室传导阻滞在下壁或老年急性心肌梗死时发生率高。

（3）休克

心源性休克系指直接由心室泵功能损害而导致的休克综合征，多发生在梗死后24小时内，急性心肌梗死时由于丧失大块具有收缩功能的心肌而引起心肌收缩力减弱，心排血功能显著降低，可并发心源性休克。主要表现为低血压、出冷汗、面色苍白、意识障碍、脉搏细速、呼吸浅快、尿少等。

（4）乳头肌功能失调或断裂

乳头肌功能失调或断裂总发生率可高达50%，但乳头肌整体断裂极少见，这主要因为乳头肌的血液供应差，常有慢性缺血小梗死灶，存在较多的纤维瘢痕，故不易发生完全断裂。多数发生在急性心肌梗死后1周内。

（5）心脏破裂

心脏破裂最常发生于心室游离壁，其次是室间隔穿孔，在急性心肌梗死患者中发生心室游离壁破裂同时并发室间隔穿孔或乳头肌断裂情况非常罕见。常见于急性心肌梗死发病后一周内。常发生于初次急性透壁心肌梗死，尤其是前壁心肌梗死。

（6）心室室壁瘤

心室室壁瘤是 ST 段抬高型急性心肌梗死患者中较常见的并发症之一。室壁瘤见于 12%～15% 的急性心肌梗死存活的患者。近年来，随着对心血管检查技术的飞速发展，如无创二维超声心动图、放射性核素心室造影、磁共振成像术及有创性左心室造影技术的应用，提高了对心肌梗死并发室壁瘤的临床检出率。多见于前壁或心尖部大面积透壁性心肌梗死患者，伴高血压者易发生。

（7）血栓形成与栓塞

主要指左心室附壁血栓。血栓在透壁性心肌梗死中，尤其是前壁心肌梗死伴室壁瘤的患者中常常发生。未用抗凝疗法的急性心肌梗死患者中约 20% 有附壁血栓。前壁心肌梗死的血栓发生率高达 40%，累及左心室心尖部的大面积心肌梗死患者血栓发生率高达 60%。据多个研究资料显示有附壁血栓形成的患者，其体循环栓塞的概率为 4%～6%。栓塞最常见的部位是脑血管和肢体血管。

（8）梗死后综合征

梗死后综合征是急性心肌梗死的一种少见的并发症，发生率为 3%～4%。梗死后综合征可能是机体对坏死心肌组织的一种自身免疫反应。其多发生在急性心肌梗死后 2～3 周或几个月内，并可反复发作，偶见于心肌梗死后 1 年以后的患者。典型的临床症状为突然起病、发热，体温一般在 38～39℃，偶有低热或高热达 40℃者，发热持续 1～2 周，同时伴有胸骨后疼痛或心前区疼痛，疼痛可放射至双侧颈部、下颚、肩臂及后背或上腹部，疼痛轻重程度不等，重者为压榨样、刀割样剧痛，易误认为梗死延展或再梗死；轻者为钝痛或胸部不适感。胸痛可因深呼吸、咳嗽、吞咽等动作而加重，或坐位前倾而减轻。胸痛一般持续数天，短者数小时，长者可达数周，常伴有出汗。查体可闻及心包摩擦音，有时还同时闻及胸膜摩擦音。摩擦音可持续 2 周以上。心包积液多时，叩诊心界向双侧扩大，同时伴有奇脉。

14. 心肌梗死容易反复发作的原因

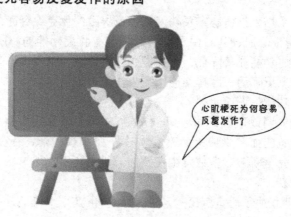

心肌梗死为何容易反复发作？

我们经常会看到很多病人多次发生急性心肌梗死，做过几次支架植入术甚至心脏搭桥手术，那为什么心肌梗死会容易反复发作呢？

心肌梗死的病理基础是冠状动脉粥样硬化，而动脉粥样硬化往往不是局限于一个点，通常是弥漫性的，一个部位不稳定斑块的破裂就有可能诱导一次冠状动脉事件的发生。虽然，通过药物溶栓、支架植入等方法使得闭塞程度重（超过70%）的狭窄部位得到疏通，但并不代表其他部位全部正常，事实上，其他部位都会有一定程度的狭窄。

因此，急性心肌梗死经过治疗临床症状消失，并不代表冠状动脉血管完全恢复正常，如果血液黏稠度异常、血脂异常等状态持续存在，再加上一定的诱发因素，如剧烈运动、情绪激动等，心肌梗死就很容易卷土重来，而再次的心肌梗死，会使心脏再次遭受一次重创，它的危害是毋庸置疑的。再次的心肌梗死，可以是在原有梗死部位上的再次发生，使原有的梗死区进一步扩大，但多数是另外的血管支的阻塞而形成的新的梗死区。一次梗死就是一个梗死灶，多次梗死就是多个梗死灶，多个梗死灶的相加就会使得坏死心肌的面积增大，心肌收缩无力，出现严重并发症的概率也较多，可不同程度地影响心脏的排血量，甚至发生心力衰竭、心源性休克等。

15. 心肌梗死反复发作的预防措施

既然心肌梗死容易反复发作，那我们有些什么措施可以预防或减少反复发作的概率呢？我们要加强自己对冠心病知识的了解，很多疾病之所以发生，在某种程度上是因为我们的无知。因此，掌握一定的疾病相关知识，加强自我保健的能力非常重要。具体的有以下几个方面。

（1）合理的饮食

饮食要求低盐、低脂。所谓低盐，通常要求正常人每日食盐量少于 6 克，约等于我们平常喝的饮料瓶盖刚好装满一瓶盖的量，冠心病患者可酌情减量。所谓低脂，不仅仅是不吃或少吃动物脂肪，还包括动物内脏、鸡蛋黄等含胆固醇高的食物，包括奶油蛋糕、夹心饼干等含反式脂肪酸高的食物。宜少量多餐，忌暴饮暴食，可多进食蔬菜水果，保持大便通畅。

（2）遵医嘱规律服药

急性心肌梗死患者出院后通常需要长期的药物治疗，这些药物就包括抗凝、防血栓、调节血脂、减缓心衰、保护心脏等方面的用药，患者切不可以为没有胸痛的症状就自认为可以停药。

（3）适当的锻炼

适当的锻炼很重要，有些患者认为自己得了心肌梗死，那就只能在家好好休息，不可再从事任何的活动。其实不然。心肌梗死急性期是主张要绝对注意休息的，尤其是第一周，医生通常会要求病人绝对卧床休息。一个月至两个月内也主张病人尽量注意休息、减少活动。但待梗死区域已经形成瘢痕愈合，到陈旧性心肌梗死的阶段以后，就应该根据自己的活动耐力逐渐恢复日常的活动量，只要不从事剧烈的、力量型的活动，以不引起患者有气促、胸闷等不适症状为度，适当的锻炼可以提高心肌的活动耐力，使冠状动脉的侧支循环得到更好的开放。

（4）保持情绪稳定，积极乐观，避免大悲大喜，戒烟、禁酒。

（5）定期复查，监测血糖、血脂、血压、出凝血时间，遵医嘱及时调整药物。

（6）如有胸闷不适及时就医，患者及家属掌握一定的急救知识和技能，日常外出携带硝酸甘油片、速效救心丸等。

16. 心室重构

心室重构是指心室由于心肌损伤或负荷增加所产生的大小、形状、室壁厚度和组织结构等一系列变化，是病变修复和心室整体代偿及继发的病理生理反应过程。

从心室重构形成的初始阶段说起，初期心肌损伤以后，代偿机制激活，心室的负荷加重。此时，心脏的功能尚可调节至生理范围或者只是有轻微降低，患者自我感觉症状不明显，或是仅有劳动性气促、阵发性夜间呼吸困难、容易疲劳、咳嗽等症状，属于心衰的早期。随着心室的不断肥大，心功能会不断恶化，左心室无法再排出足够的动脉血来满足身体的需要，心衰的症状就越来越明显，患者出现呼吸困难、不能平卧、心慌气短、疲劳乏力、尿少、水肿等症状，劳动后更加明显，甚至有些患者无法进行体力活动。当心室的结构形状以及大小发生显著变化以后，心肌收缩能力下降，尤其是由椭圆形逐渐变为球形以后，导致二尖瓣关闭不全，心室排血量更无法满足机体的需要。这是因为二尖瓣位于左心房和左心室之间，含氧动脉血经肺静脉进入左心房，然后通过二尖瓣进入左心室，当左心室收缩时，二尖瓣关闭，动脉血就被"泵"入主动脉，进而被输送到全身。心室球形变化以后，二尖瓣关闭不全，动脉血随着左心室的收缩会有一部分反流回左心房，从而进入主动脉的血量就会减少，无法满足机体需要，心力衰竭达到晚期，上述心衰症状更加明显。此时，患者病情危险，痛苦异常，死亡率高。

β受体阻滞剂及血管紧张素转换酶抑制剂（ACEI）类药物作为心肌梗死的常规用药，可以很好地延缓心衰进展，延缓心室重构，从而起到保护心脏的作用。

17. 主动脉内球囊反搏治疗

主动脉内球囊反搏（IABP）是一种常见的机械循环辅助方法，是指通过在股动脉植入一根气囊导管送到左锁骨下动脉开口的远端和肾动脉开口上方的降主动脉内，在心脏舒张期，气囊充气，在心脏收缩前，气囊放气，达到辅助心脏的作用。

主动脉内球囊反搏具有减少心脏负荷、增加冠脉血流、保证重要脏器的血液供应的作用。通常用于急性心肌梗死伴心源性休克的患者、血流动力学不稳定的高危介入治疗患者、介入治疗失败需过渡到外科手术治疗的患者等。

有文献报道：急性心肌梗死并心源性休克患者使用主动脉内球囊反搏治疗后

低血压或休克状况明显改善，尿量明显增多，心率减慢。主动脉内球囊反搏治疗对急性心肌梗死并心源性休克病人，可明显降低其心源性死亡率，提高救治成功率，改善生存率，使患者顺利度过围术期。提示主动脉内球囊反搏治疗对急性心肌梗死并泵衰竭病人辅助治疗有明显的益处。

主动脉内球囊反搏治疗是一项应用相当成熟也很安全的技术，但任何有创的治疗都可能存在相应的风险，主动脉内球囊反搏治疗可能出现的并发症有：

（1）穿刺导致血管损伤

经皮穿刺股动脉置管的过程中，由于血管原发性病理改变或插管操作不当，导管可以损伤动脉形成夹层动脉瘤。

（2）动脉栓塞

血栓或粥样硬化斑块栓子脱落阻塞全身各脏器的动脉，出现相应的临床症状。临床表现为患侧肢体皮肤花斑、皮温低，严重时发绀、肌肉痉挛强直，直至肌肉坏死。一旦出现上述症状，在积极处理不能缓解的情况下，要立即停用IABP并拔除导管、更换导管植入部位后再重新开始辅助。

（3）感染

多见于切开置入法，经皮穿刺法很少发生。多因紧急情况下操作、消毒不严格或长时间进行 IABP 辅助，机体抵抗力下降所致。感染多表现在插管处局部及全身反应（发热、菌血症）。预防措施为严格无菌操作、预防使用抗生素、加强插管部位的无菌管理。

（4）气囊破裂

气囊壁被尖锐物或动脉粥样硬化斑块刺破。表现为气体管腔内出现血液，同时机器会出现连续的报警并停搏。预防手段为避免气囊与尖锐物或粗糙物接触。一旦确认气囊破裂应立即停止反搏并拔除导管。

（5）血小板减少症

多出现在 IABP 连续辅助 5～7d 后。预防方法为每日定时检查血小板计数，必要时补充外源血小板。

18. 心室壁瘤

通常我们定义的瘤是机体组织的异常增生导致的，包括良性和恶性的肿瘤。而室壁瘤并非在心脏上长了一个肿瘤，而是因为一块心肌向外膨出形成一个瘤样的扩张，病变区薄层的心室壁向外膨出，心脏收缩时丧失活动能力或呈现反常运动，因此叫心室壁瘤。

心室壁瘤绝大多数并发于急性 ST 段抬高型心肌梗死，多累及左心室心尖部，常见于梗死范围较大的患者。为心室腔内压力影响下，梗死部位的心室壁向外膨出而形成。发生较小室壁瘤的患者可无症状与体征；但发生较大室壁瘤的患者，可出现顽固性充血性心力衰竭以及反复发作的心律失常。体检可发现心浊音界扩大，心脏搏动范围较广泛或心尖抬举样搏动。超声心动图检查可见局部心壁突出，搏动减弱或呈反常搏动。室壁瘤按病程可分为急性和慢性室壁瘤。急性室壁瘤在急性心肌梗死后数日内形成，易发生心脏破裂和形成血栓，慢性室壁瘤多见于心肌梗死愈合期，由于其瘤壁为致密的纤维瘢痕所替代，所以一般不引起破裂。

（本节编写：滕中华、王莉慧、肖敏、邹艳平）

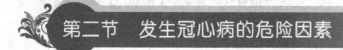

第二节　发生冠心病的危险因素

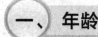

一、年龄与冠心病

1. 年龄与冠心病的关系

一提到冠心病，人们很容易联想到那些电影里的老干部、老知识分子，每遇情绪激动时总要双手紧捂胸口，猝然倒地的情形。于是人们非常容易把冠心病与白发苍苍联系起来。

40 岁以前冠心病患病率很低，40 岁以后开始增多，年龄每增加 10 岁冠心病风险约增加 1 倍。因此，就发病人数来说，老年人绝对是冠心病的主要人群。但这并不意味着冠状动脉粥样硬化是中年以后才开始形成的。事实上，当病人出现冠心病的临床症状时，其冠状动脉粥样硬化病变和管腔狭窄的程度已到了中、晚期，治疗已比较困难。动脉粥样硬化病变最早可见于幼儿期，这时病变很轻且可以消退。也有报告 70 岁老年人尸检冠状动脉无病变者。所以，冠心病的发病，年龄变化不是必要条件，预防必须自幼年开始，坚持不懈。

我们知道冠心病的发病机制是由于脂质代谢不正常，血液中的脂质沉着在原本光滑的动脉内膜上，在动脉内膜一些类似粥样的脂类物质堆积而成白色斑块，这些斑块渐渐增多造成动脉腔狭窄，使血流受阻，导致心脏缺血，产生心绞痛。如果动脉壁上的斑块形成溃疡或破裂，就会形成血栓，使整个血管血流完全中断，发生急性心肌梗死，甚至猝死。冠心病的少见发病机制是冠状动脉痉挛（血管可以没有粥样硬化），产生变异性心绞痛，如果痉挛超过 30 分钟，也会导致急性心肌梗死（甚至猝死）。

但伴随着人们生活水平的提高、生活节奏的加快，以及久坐、缺乏运动等等的原因，心肌梗死的患病年龄有逐渐年轻化的趋势。据临床观察，患冠心病和急性心肌梗死的青年人中，多数为单位的骨干、决策者、经理、厂长或私营企业家。这些人的工作压力大，生活没规律，睡眠时间少，多数吸烟且烟瘾很大，加上酗酒和常年的所谓交际应酬时享有大量丰盛的菜肴，使身心长期处于疲惫状态。这些都是容易诱发冠心病心肌梗死的重要因素。

动脉粥样硬化始发自少儿期，并随着年龄的增长逐渐加重。冠状动脉内膜增厚、管腔狭窄、血管老化等症状随年龄逐渐加重，动脉粥样硬化的发生是一个十分漫长的过程，是多种危险因素长期、反复作用的结果，它随着年龄的增长逐渐加重，因而人们从青少年开始就应该建立健康的生活方式，加强血管保护，重视健康积累，预防动脉粥样硬化，预防心脑血管病的发生。

2. 年轻人心肌梗死与老年人心肌梗死的区别

首先，年轻人的心肌梗死其特点是以男性多见，平素体健，但多有高血压、冠心病家族史。发病前多数有诱因，如情绪激动、剧烈体力活动、过度劳累、一次大量吸烟等。这些病人多数无心绞痛病史，起病急骤，发病前多无自觉症状或出现症状不典型，易被忽视而误诊。

其次，从冠状动脉造影分析来看，年轻人患心肌梗死的原因主要有两个方面：一是冠状动脉粥样硬化；二是冠状动脉痉挛。以后者多见。从累及冠状动脉的范围来看，年轻人的心肌梗死主要以单支冠状动脉病变多见，而老年病人常为冠状动脉多支病变引起。

另外，因为年轻人冠状动脉硬化程度较轻，侧支循环形成不充分，因此，在上述诱因刺激下，发生冠状动脉痉挛、缺血，同时再因儿茶酚胺分泌增加，血小板黏附性和聚集性增强，容易形成血栓，这些都可造成年轻人的急性心肌梗死。但如能早期及时发现，给予冠状动脉解痉和溶栓治疗，则预后较好，并发症少，病死率相对较低。此外，年轻人的冠状动脉粥样硬化程度相对较轻，左心室代偿功能较好，所以，出院康复后病情多较稳定，体力恢复良好，多数无心绞痛发作，可以恢复劳动力，甚至也可以活到高龄。

最后必须指出，年轻人发生心肌梗死通常起病急骤，症状凶险，多无先兆不适而突然发病，早期猝死率高。易出现致死性心律失常、心源性休克、猝死等危重症状。这是因为绝大多数年轻人的急性心肌梗死为首次发病，与老年人的长期有心肌缺血致反复心绞痛不同，不易引起病人的重视；其次年轻人缺乏"心肌缺血预适应"（"缺血预适应"即反复多次的短暂心肌缺血可建立侧支循环具有保护作用，能够提高心肌组织对缺血的耐受性），年轻人发病前供应心肌冠状动脉血管的基础病变较轻，多为不稳定的软斑块，没有明显狭窄，因此心脏未能建立血管间的侧支循环，没有"心肌缺血预适应"的保护作用。一旦血管完全闭塞，血流中断，心肌梗死面积大，易致严重并发症。同时，年轻人自认为身体"健康"很容易忽视自身出现的早期症状，即便出现早期胸部闷、痛症状也不易引起重视，推迟就医，从而错过急救的最佳时机。

二、性别与冠心病

1. 性别与冠心病的关系

世界各国的流行病学统计资料表明，不论什么种族，也不论什么生活环境，冠心病的患病率男性一般高于女性。这种男女差别主要发生在 50 岁之前。女性在 50 岁之前，冠状动脉粥样硬化病变较男性为轻且进展缓慢；但 50 岁之后，即进入更年期，冠心病的发病率明显上升，甚至赶上男性。传统观点认为，女性比男性晚发病 10 年，心肌梗死约晚 10～15 年。而现在两性冠心病发病均有年轻化趋势，尤其是伴有吸烟、原发性高血压、糖尿病、高脂血症等危险因素的患者，发病年龄更明显提前。

女性冠心病患病率之所以低于男性，主要是因为：

(1) 绝经前内源性雌激素可起保护作用。有资料表明，女性自然绝经后高密度脂蛋白胆固醇有相当程度的降低，而低密度脂蛋白胆固醇却升高。同时发现纤维蛋白原和凝血因子的不良作用在绝经后加重。给兔子注射大量雌激素，有抑制动脉粥样硬化形成和降血脂的作用。用己烯雌酚治疗的冠心病病人，血脂紊乱得到改善。女性在绝经后，这种保护作用明显减弱，所以，冠心病的患病率明显升高。

(2) 男性多有不良的生活习惯，如吸烟、酗酒等，在吸烟、饮酒的同时，也摄入了大量高胆固醇饮食。

(3) 通常认为，男性属阳，性格多暴躁；女性属阴，性格多温柔。男性多争强好胜，符合 A 型性格的特点，为获得事业的成功，经常处于紧张的工作状态之中，思想压力大，这是导致男性冠心病患病率增高的一个重要因素。

2. 女性冠心病的特点

心血管病是当今威胁女性生命和健康的主要疾病。中国的女性死因排序中，因心脏病死亡已超过了脑卒中和肿瘤，成为首位死亡原因。多年以来，女性的心血管病的研究和预防工作一直受到相对的忽视。虽然从总体上讲，男性猝死者较多，但女性的猝死发生率的逐渐升高的趋势值得关注。

(1) 女性冠心病临床症状很多不如男性典型。异常疲倦往往是女性冠心病的重要先兆。对于急性冠状动脉综合征，男性患者常诉说胸痛，而女性患者多为背痛和大汗症状。男性急性心肌梗死患者多表现为压榨性胸痛，女性则主诉气短、极度疲乏，伴或不伴有典型胸痛，包括腹部、颈部和肩部疼痛以及恶心。高龄并伴有糖尿病史的女性发生无症状心梗比男性多。并且，女性冠心病比男性更易受季节变化影响，秋冬季发病增高，并发症及死亡率也高于男性。

(2) 女性绝经后，常出现植物神经功能紊乱，容易干扰女性冠心病的诊断，导致漏诊，延误早期治疗时机。正确诊断为心肌梗死的女性患者比男性少 40%。女性冠心病患者被漏诊的原因包括多个方面。其一是女性冠心病患者的临床症状常不典型。女性多主诉气短、极度疲乏，伴或不伴有典型的胸痛包括腹部、颈部和肩部疼痛以及恶心。女性患者运动试验的假阳性率是男性的 3 倍。因此，对于女性患者，尤其是 50 岁以下的女性患者运动试验阳性的结果应持审慎的态度。另一个原因是有心绞痛或胸痛症状的女性患者冠状动脉造影检查显示的冠状动脉异常率往往低于具有相同症状的男性患者。部分因胸痛或无创检查发现有缺血证据而接受冠状动脉造影的女性患者不存在有限制血流的冠状动脉的狭窄，而所谓冠状动脉造影正常的女性患者经血管内超声（IVUS）检查发现约80%冠状动脉存在斑块病变，并且大多数为多发性病灶。长期以来，冠状动脉造影一直被视为诊断冠心病的金标准。但其由于仅能观察冠状动脉的管腔大小，存在一定的局限性，而血管内超声（IVVS）检查则能发现血管壁的多发性粥样硬化病变。所以，当冠状动脉仅有轻度的病变而未出现明显的狭窄病变时，冠状动脉造影难以评估，这可能是造成女性冠心病患者漏诊的一个重要原因。

（3）女性冠心病的预后与男性也有区别。女性不稳定型心绞痛比男性预后要好。而透壁性心肌梗死，虽然女性发病率较男性低，但预后较差。一旦出现 ST 段抬高型心肌梗死，女性更易出现充血性心衰、出血及阵发性房颤、恶性室性心律失常，甚至室壁破裂等并发症。

三、吸烟与冠心病

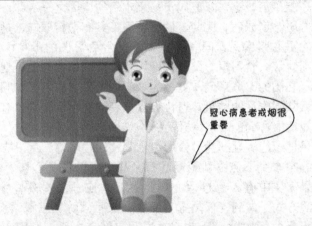

冠心病患者戒烟很重要

对于冠心病患者患者，医生通常会交代患者戒烟。但吸烟对冠心病具体有何危害呢？

一支卷烟的烟雾中含焦油 40 毫克，尼古丁 3 毫克，一氧化碳 30 毫克。多项研究认为：烟草雾中的一氧化碳、尼古丁、焦油等可使组织及心肌缺氧，诱发冠脉痉挛、血液黏度增高，干扰脂代谢，促进胆固醇类物质沉着；长期吸烟可降低冠脉血管扩张功能，增加血小板聚集性，从而导致并加重冠脉粥样斑块的形成；吸烟改变了血脂的构成，使高密度脂蛋白减少，低密度脂蛋白增加，血清抗氧化作用减低，促进了动脉硬化、冠心病的发生、发展。

无论主动或被动吸烟，都会使冠心病的发生风险增加，对于女性来说，吸烟还会使女性容颜早衰、月经紊乱、绝经期提前、骨质疏松等。

戒烟后，体内的高密度脂蛋白胆固醇会逐渐上升，从而延缓动脉粥样硬化的进展。戒烟的益处在心血管病患者中可以马上表现出来，戒烟后的 24 小时，可使血压和心率得到明显改善。随着戒烟时间的延长，戒烟的益处也越大。有数据表明，与继续吸烟者相比，戒烟一年后可使心血管事件，如心肌梗死的发生率减少50%，戒烟10～15年，则冠心病风险已和不吸烟者相近。所以越早戒烟，则获益越久。

四、 家族遗传与冠心病

有些人因为父母得冠心病或心肌梗死，担心自己会遗传这一疾病，那么冠心病是否为遗传性疾病呢？目前还不是一个十分明确的概念，但国内外大量流行病学研究结果表明，冠心病发病具有明显的家族性。父母之一患冠心病者，其子女患病率为双亲正常者的2倍；父母均患冠心病者，其子女患病率为双亲正常者的4倍；若双亲在年轻时均为冠心病者，其近亲得病的机会可5倍于无这种情况的家庭。

究其发病机制，尚不十分清楚，可能与下列因素有关：①常染色体显性遗传所致的家庭性高脂血症是这些家庭成员易患本病的原因之一；②一些冠心病的危险因素，如高血压、糖尿病、肥胖、性格特征等具有遗传倾向，是家庭成员易患本病不可忽视的重要因素；③同一家庭中不良生活习惯的影响，诸如共同的高脂、高热量、高盐等饮食习惯，父母吸烟导致子女吸烟或被动吸烟的不良习惯等等，均可造成冠心病的家庭倾向。更多的学者认为，冠心病具有明显家庭性的特点，是多种因素共同作用的结果。遗传因素是其内在原因，它只有和其他危险因素相结合，才能使冠心病的发病率升高。

但是，如果把冠心病理解为"命中注定"、"在劫难逃"就没有必要了，因为这种担忧焦虑心态本身不但不利于冠心病，甚至可以说是心理上的一种危险因素。因此，如果家族中有人患过冠心病，其他人应适当提高警惕，做好预防：①提早重视生活方式。做到"低热量、低盐、低胆固醇"三低饮食、戒烟限酒、合理运动。②积极做好体检、筛查。30岁后定期查血压、血脂、血糖。③重视身体的不适警报。如果出现了胸闷、胸痛等症状，要及时就医。根据医生的建议，选择心电图、运动平板检查、冠状动脉CT血管造影（CTA）、冠状动脉造影等辅助检查来帮助诊断。

五、 高血压与冠心病

1. 高血压的定义

所谓血压是指血液在流动过程中对血管壁产生的侧压力。正常人的血压随内外环境变化在一定范围内波动。诊断高血压也不是以一次测得血压增高为标准，通常以平静状态下在非药物影响下反复多次测得血压升高，收缩压达到或超过140mmHg，舒张压达到或超过90mmHg，才可以诊断高血压。

临床上将高血压分为两类，第一类为原发性高血压，是一种以血压升高为主要临床表现而病因尚未明确的独立疾病（占所有高血压患者90%～95%以上）。第二类是继发性高血压，这类患者高血压病因明确，血压升高只是其他疾病的一个症状，如能及时治疗原发病，通常可使血压恢复正常。

高血压是最常见的心血管疾病之一，高血压的患病率有地域、年龄、种族的差别，总体上说发达国家高于发展中国家。欧美国家35～64岁成人的患病率在20%以上。2002年全国居民营养和健康状况调查结果显示，我国成人高血压患病率达18.8%，较1991年全国普查成人（15岁以上）患病率的11.26%有了明显增长，较1979—1982年的7.73%和1959年的5.11%更是有明显增高。

2. 高血压与冠心病的相关性

许多的冠心病患者有高血压病史，尤其是一些老年的冠心病患者，似乎冠心病与高血压总是相伴相生的。据统计，有约60%～70%的冠心病患者患有高血压，高血压患者患动脉粥样硬化的比例较血压正常者高3～4倍。通常我们认为，高血压是冠心病的一个独立的可控的危险因素。大量研究表明，高血压可损伤动脉内皮，而动脉内皮不平滑又可加速脂质在内皮的堆积，加速动脉粥样硬化的形成；常年的血压升高，血管本身会发生硬化；伴随血压的升高，心脏的负担加大，心肌本身的耗氧增加，加剧了对氧的需求。这些对冠心病都是不利的，且都会增加冠心病的风险。因此，有效地控制高血压对冠心病的预防和治疗都是至关重要的。

研究表明，冠心病发病与血压水平呈正曲线相关，高血压能增加心血管病的发生和死亡率。需要强调的是，患高血压的同时合并其他危险因素时，所表现出的危害大于单纯的血压升高。血压升高通常伴有高脂血症、高血糖等，这些都增加冠心病的发病危险。

3. 高血压患者的自我保健

在我国，高血压患病率逐年升高，目前高血压患者已超过2亿人。但由于对高血压认知的缺乏，以及许多人没有体检的意识，相当一部分患者是在出现不适的症状了去医院检查才发现高血压，但这时一部分人已经出现心脏增大、蛋白尿、甚至脑梗死等高血压的并发症。还有一部分患者因为没有症状可能并没有被发现。在已知的高血压患者当中，有相当一部分患者没有规律的治疗，他们有症状时或发现血压高时就服几粒药，而没有症状或血压不太高时就选择不吃药，而这正是高血压治疗的大忌。通常医生会要求高血压患者终身服药，医生会综合考虑患者的经济条件，有无冠心病、糖尿病、痛风的合并症情况，血压的水平等因素给患者选择合适的药物。定时自我监测血压很重要，医生会根据血压值调整药物的用量。作为患者应严格遵医嘱规律服药，只有规律服药，才能保证血药浓度的稳态，也才能保持血压的稳态，血压大幅度的波动对心、脑、肾等靶器官的损害是很大的。

高血压患者除了自我监测血压、规律服药以外，还应注意以下方面：

（1）合理的饮食 首先低盐是第一要求。中国人食盐量普遍超标，许多人每日食盐量都在10克甚至15克以上，这和我们要求的6克盐相距甚远。因此，低盐饮食是一个很艰巨的任务，但它带来的益处是显而易见的。有研究表明，单从低盐饮食上着手，就可以让高血压患者的心血管疾病的发生率显著降低。高血压患者饮食要求除了低盐，还讲究低脂，减少动物脂肪、内脏、蛋黄等的摄入。多吃蔬菜水果，戒烟禁酒。

（2）高血压患者还要注意多运动，选择那些运动量较小的锻炼方式，对患者的身心健康也是一种保护。如晨练、打太极等。多听舒畅的音乐也能起到降压的效果，舒畅的音乐能有效缓解患者的心情，防止情绪激动或精神紧张引起血压升高。

六、 糖尿病与冠心病

1. 糖尿病的定义

糖尿病是一组由于胰岛素分泌缺陷和/或胰岛素作用障碍所致的以高血糖为特征的代谢性疾病。持续高血糖与长期代谢紊乱等可导致全身组织器官，特别是眼、肾、心脑血管及神经系统的损害及其功能障碍和衰竭。严重者可引起失水，电解质紊乱和酸碱平衡失调等急性并发症酮症酸中毒和高渗昏迷。

糖尿病典型症状：三多一少症状，即多尿、多饮、多食和消瘦。不典型症状：一些糖尿病患者症状不典型，仅有头昏、乏力等，甚至无症状。慢性并发症的主要表现：糖尿病视网膜病变、糖尿病性肾病等。

糖尿病的诊断标准：糖尿病诊断是基于空腹（FPG）、任意时间或糖耐量试验（OGTT）中2小时血糖值（2h PG）。空腹指8～10小时内无任何热量摄入。任意时间指一日内任何时间，无论上一次进餐时间及食物摄入量。OGTT采用75g无水葡萄糖负荷。

糖尿病症状＋任意时间血浆葡萄糖水平≥11.1mmol/L（200mg/dL）或空腹血浆葡萄糖（FPG）水平≥7.0mmol/L（126mg/dL）或OGTT试验中，2h PG水平≥11.1mmol/L（200mg/dL）

2. 糖尿病与冠心病的相关性

糖尿病是心血管疾病的危险因素之一。一般认为，糖尿病患者发生冠心病的机会是非糖尿病患者的2～3倍。有人统计，43%～50%的糖尿病患者合并冠心病，急性心肌梗死患者合并糖尿病时死亡率较非糖尿病患者高2～3倍。临床上糖尿病与冠心病常相伴发生，互为危险因素。许多研究结果显示，心血管病（主要是冠心病）是2型糖尿病的主要死亡原因，而冠心病患者糖尿病的发病率也远高于非冠心病患者。早在1999年，美国心脏学会就将2型糖尿病定义为一种心血管疾病，这种理念正受到越来越多的认同。

糖尿病患者为何易患冠心病呢？原因有以下几个方面。

（1）糖尿病是一种以高血糖为特征的代谢性疾病，事实上，不仅仅是糖代谢的异常，还包括蛋白质、脂质代谢的紊乱，脂质代谢紊乱是动脉粥样硬化的推助器，冠状动脉的粥样硬化则易导致冠心病的发生。

（2）糖尿病患者的胰岛素缺乏或者胰岛素受体数目减少，均可减少心肌细胞对葡萄糖的摄取，使心肌功能不足，心肌收缩力减弱。

（3）糖尿病患者血中葡萄糖浓度较高，糖化血红蛋白增高，使红细胞携带氧的能力降低，心肌容易缺氧。

（4）糖尿病患者血小板黏附性和聚集性增高，血液黏稠度增加，红细胞变形能力降低，易发生血栓。而冠状动脉内血栓的形成也是心肌梗死发病的重要因素。

（5）糖尿病伴发高血压的比例比非糖尿病患者高4倍，而高血压也是冠心病独立的危险因素，可显著地增加冠心病的风险。

3. 糖尿病患者的自我保健

糖尿病患者的治疗综合起来包括三个方面，即饮食疗法、运动疗法、药物疗法，三方面需同时配合，坚持不懈，并且注意自我监测血糖，才可以让血糖控制在理想范围。

（1）饮食疗法

是各种类型糖尿病基础治疗的首要措施。饮食治疗的原则是：控制总热量和体重。减少食物中脂肪，尤其是饱和脂肪酸含量，增加食物纤维含量，使食物中碳水化合物、脂肪和蛋白质所占的比例合理。控制膳食总能量的摄入，合理均衡分配各种营养物质。维持合理体重，超重/肥胖患者减少体重的目标是在3～6个月期间体重减轻5%～10%。消瘦患者应通过均衡的营养计划恢复并长期维持理想体重。

（2）运动疗法

也是糖尿病的基本治疗方法之一。应根据病人的实际情况，选择合适的运动项目，量力而行，循序渐进，贵在支持。运动方式、强度、频率应结合患者实际情况而定。一般推荐中等强度的有氧运动（如快走、打太极拳、骑车、打高尔夫球和园艺活动）。当血糖＞14～16mmol/L、明显的低血糖症或血糖波动较大、有糖尿病急性代谢并发症以及各种心肾等器官严重慢性并发症者暂不适宜运动。

（3）药物治疗

包括口服降糖药物和注射胰岛素制剂。

口服降糖药物根据作用机制不同，分为促胰岛素分泌剂（磺脲类、格列奈类）、双胍类、噻唑烷二酮类胰岛素增敏剂、α-糖苷酶抑制剂、二基肽酶-VI（DPP-VI）抑制剂等。药物选择应基于2型糖尿病的两个主要病理生理改变——胰岛素抵抗和胰岛素分泌受损来考虑。此外，患者的血糖波动特点、年龄、体重、重要脏器功能等也是选择药物时要充分考虑的重要因素。联合用药时应采用具有机制互补的药物，以增加疗效、降低不良反应的发生率。

注射胰岛素制剂包括动物胰岛素（猪、牛）和基因重组人胰岛素。胰岛素注射应注意以下几个方面：可选择的部位有上臂外侧、腹部、大腿外侧、臂部，避开皮肤破损、溃疡、硬结处，每次注射时轮换注射部位，避免一个区域反复注射；调准所需计量单位，注意皮肤严格消毒，推注完毕后停留数秒再拔出，注射后局部勿按摩、热敷，以免加速胰岛素的吸收。

（4）糖尿病的自我监测

糖化血红蛋白：是评价长期控制血糖的金指标，也是指导临床治疗方案调整的重要依据之一。标准的糖化血红蛋白检测正常值范围为 4%～6%，在治疗之初建议每 3 个月检测 1 次，一旦达到治疗目标可每 3～6 个月检查一次。

血糖的自我监测：因血糖控制非常差或病情危重而住院治疗者应每天监测 4～7 次血糖或根据治疗需要监测血糖，直到血糖得到控制；仅采用生活方式干预控制血糖的患者，可根据需要有目的地通过血糖监测了解饮食控制和运动对血糖的影响来调整饮食和运动；使用口服降糖药者可每周监测 2～4 次空腹或餐后 2 小时血糖或在就诊前的一周内连续监测三大，每天监测 7 次血糖（三餐前、三餐后 2 小时和睡前），以便医生根据血糖结果调整降糖药用量。

七、 脂质代谢异常与冠心病

近 20 余年来，随着社会经济的发展、人民生活水平的提高和生活方式的变化，我国人群平均血清总胆固醇和低密度脂蛋白胆固醇水平正逐步升高。以动脉粥样硬化为基础的缺血性心血管病（包括冠心病和缺血性脑卒中）的发病率和死亡率逐步上升，已成为我国城市和乡村人群的第一位死因。高脂血症，特别是高胆固醇血症是冠心病和缺血性脑卒中的独立危险因素之一。同一人群中血清胆固醇水平与冠心病发病率呈正相关。因此，对高脂血症的防治必须及早给予重视。

普查发现，中国人群血清脂质水平存在显著的地区差异，血清总胆固醇和低密度脂蛋白胆固醇升高率的分布特点是城市显著高于农村，随着年龄增高而增加，50～69 岁组到达高峰，70 岁以后略有降低，50 岁以前男性高于女性，60 岁以后女性明显增高，甚至高于男性。这些分布特点表明血脂异常的防治应以城市和富裕农村、中年男性和更年期以后的女性为重点。

1. 脂质代谢异常

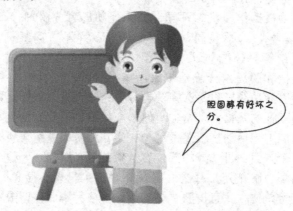

胆固醇有好坏之分。

　　血脂是血液中脂类物质的总称，主要成分为胆固醇、甘油三酯、磷脂及游离脂肪酸等。我们通常所说的血脂主要是指血浆中的甘油三酯和胆固醇。临床上检测的项目中血脂主要为总胆固醇（TC）、甘油三酯（TG）、高密度脂蛋白胆固醇（HDL-C）和低密度脂蛋白胆固醇（LDL-C）。血脂异常也就是以往人们所说的高脂血症。最早的时候人们发现，由于脂肪代谢或转运异常使得血浆中一种或几种脂质高于正常，而将其统称为高脂血症，包括高胆固醇血症、高甘油三酯血症、混合型高脂血症。后来人们逐渐意识到高密度脂蛋白降低的危害，因此，将高密度胆固醇（HDL-C）降低也视为一种血脂异常。因此，现在称为血脂异常比过去常说的"高脂血症"更全面、准确。相应的降脂药物称"调脂药物"更为合理。

　　高密度胆固醇被称为"血管清道夫"，有疏通、清洁血管的作用，对心血管有保护作用，通常称之为"好胆固醇"，而低密度胆固醇偏高，可加速血脂在血管壁中沉积，加速动脉粥样硬化，冠心病的危险性就会增加，通常称之为"坏胆固醇"。因此，我们的目标是升高高密度胆固醇，降低低密度胆固醇。

2. 血脂异常的危害

　　血脂异常时脂质在血管壁上沉积并形成斑块，称为动脉粥样硬化。斑块破裂时，局部形成血栓，可完全或部分堵塞血管，导致局部血流变慢甚至中断，引发心血管事件。病变发生在供应心脏的冠状动脉，即为冠心病，可表现为心绞痛、心肌梗死甚至猝死；病变发生在脑血管，可表现为短暂脑缺血发作、脑卒中。血脂异常还可导致脂肪肝、周围血管病、老年痴呆等。

　　总胆固醇（TC）升高、低密度脂蛋白胆固醇（LDL-C）升高和高密度脂蛋白胆固醇（HDL-C）降低都是冠心病的独立危险因素，总胆固醇（TC）、低密度脂蛋白胆固醇升高是导致动脉粥样硬化最重要的原因，增加患者心血管病的风险。而高密度脂蛋白胆固醇是动脉粥样硬化的保护因素，HDL-C升高，相应的冠心病的危险减低。

　　高甘油三酯血症可导致胆石症、胰腺炎等疾病，能否作为冠心病的危险因素一直存在争议。近年有研究提示，高甘油三酯血症也与冠心病的发生有一定相关性，进行综合干预对预防心血管病有更重要的意义。

3. 血脂异常的诊断标准

　　总胆固醇（TC）：

　　低于5.2mmol/L（200mg/dL）（正常）；高于5.72mmol/L（220mg/dL）（异常）

　　低密度脂蛋白胆固醇（LDL-C）：

　　低于3.12mmol/L（120mg/dL）（正常）；高于3.64mmol/L（140mg/dL）（异常）

　　高密度脂质白胆固醇（HDL-C）：

　　高于1.04mmol/L（40mg/dL）（正常）；低于0.91mmol/L（35mg/dL）

（异常）

4. 高脂血症的分类

（1）原发性高脂血症

血脂升高的确切原因尚不详知。有的发病与家族遗传有关，其家人中多有血脂升高者，而且有的很年轻即发生了冠心病。有的患者则可能因长期大量进食含胆固醇较多的食物，如肥肉、猪油、动物内脏等，而使血清胆固醇升高。此外，肥胖、年龄增长、女性绝经等也与血脂升高有关。总之，大多数患者的发病是遗传基因缺陷或者这种缺陷与环境因素相互作用所致，只是目前尚难对每位患者的病因作出诊断，因而称为原发性高脂血症。

（2）继发性高脂血症

少数患者的发病是由于其他疾病，如甲状腺功能过低、慢性肾病、糖尿病所致；某些药物如利尿药中的氢氯噻嗪、激素类中的泼尼松或地塞米松等长期服用也可导致血脂增高，因为这类患者的发病是在原有的疾病基础上产生，故称为继发性高脂血症。

5. 导致血脂异常的原因

（1）遗传因素

如家族性的高胆固醇血症等。遗传可通过多种机制引起高脂血症，某些可能发生在细胞水平上，主要表现为细胞表面脂蛋白受体缺陷以及细胞内某些酶的缺陷。也可发生在脂蛋白或脂蛋白酶的分子上，多由于基因缺陷引起。

（2）生活方式

包括膳食营养、体力活动、精神应力、情绪变化、烟酒嗜好等。

（3）药物作用

诸如噻嗪类利尿剂、β受体阻滞剂、肾上腺皮质激素、口服避孕药等。

（4）内分泌代谢障碍

主要有糖尿病、甲状腺功能异常、肥胖、高尿酸血症等。

（5）某些疾病

如肾病综合征、红斑狼疮等。

6. 血脂异常患者的自我管理

由于血脂异常与饮食和生活方式有密切关系，所以饮食治疗和改善生活方式是血脂异常治疗的基础措施。无论是否进行药物调脂治疗都必须坚持控制饮食和改善生活方式。根据血脂异常的类型及治疗需要达到的目的，选择合适的调脂药物。需要定期进行调脂疗效和药物不良反应的监测。

（1）饮食控制

限制高脂肪、油腻食品，严格选择胆固醇含量低的食品，如蔬菜、豆制品、瘦肉、海蜇等，尤其是多吃含纤维素多的蔬菜，可以减少肠内胆固醇的吸收。

限制甜食。糖可在肝脏中转化为内源性甘油三酯，使血浆中甘油三酯的浓度增高，所以应限制甜食的摄入。那些看起来漂亮吃起来美味的甜食，并不适合血脂高的患者。

多吃一些具有降血脂作用的实物：如大蒜、茄子、香菇、木耳等，多吃鱼类。

（2）改善生活方式

减轻体重。对体重超过正常标准的人，应在医生指导下逐步减轻体重，以每月减重 1～2 公斤为宜。降体重时的饮食原则是低脂肪、低糖、足够的蛋白质。

加强体育锻炼。体育锻炼不仅能增加热能的消耗，而且可以增强机体代谢，提高体内某些酶，尤其是脂蛋白酯酶的活性，有利于甘油三酯的运输和分解，从而降低血中的脂质。

戒烟、少饮酒。少量饮酒，尤其是红酒，可使血清中高密度脂蛋白明显增高，低密度脂蛋白水平降低。因此，少量饮酒可使冠心病的患病率下降。但酗酒或长期饮酒，可以刺激肝脏合成更多的内源性甘油三酯，使血液中低密度脂蛋白的浓度增高引起高胆固醇血症。因此，中年人还是以不饮酒为好。嗜烟者冠心病的发病率和病死率是不吸烟者的数倍，且与每日吸烟支数呈正比。原因之一与嗜烟者（每日吸烟超过 20 支）血清中总胆固醇及甘油三酯水平升高，高密度脂蛋白胆固醇水平降低有关。

（3）遵医嘱规律服药

有冠心病患者曾经这样问过我们："医生，我的血脂不高，为什么还要吃降脂药物？"其实这个问题提得特别好。我们通常会告诉患者，降血脂药其实不单是降低"坏的胆固醇"，它还能升高"好的胆固醇"，所以确切地说它应该叫做调血脂药。对于冠心病患者，改善脂质代谢异常、降低低密度脂蛋白胆固醇、升高高密度脂蛋白胆固醇是我们的目标，患者将从此获益。因此，冠心病患者的调血脂药物应该是按医嘱规律服用，不可随意停药或减量。

（4）做好监测

包括定时抽血监测血脂的水平和监测有无药物相关副作用的发生。抽血查血脂时要求空腹，并注意抽血前几日清淡饮食，以免影响抽血的结果。

八、 肥胖与冠心病

1. 肥胖的标准

标准体重最简单的计算方式为：

男性：体重（千克）＝身高（厘米）－105。

女性：体重（千克）＝身高（厘米）－107.5。

在这个标准内正负波动 10% 属于正常体重，超过标准体重 10%～20% 属于超重。超过标准体重 20%～30% 属于轻度肥胖，超过标准体重 30%～50% 属于中度肥胖，超过标准体重 50% 以上属于重度肥胖。

还有一个计算指标就是计算体重指数（BMI）。

体重指数（BMI）＝体重（千克）÷身高（米）的平方

通常认为体重指数低于 18.5 为过瘦，18.5～25 为适中，超过 25 为超重，超过 30 即为肥胖。

另外，腰围也是反映脂肪积蓄总量和脂肪分布的综合指标，是检测肥胖的有用指标。测量方法：被测者直立，双脚分开 25～50cm，使体重均匀分布；然后确定 3 个点，即身体两侧经过肋弓最低处至髂骨上缘最高处连线的中点、腹侧剑突与脐连线的中点，经此三点的水平周长，就是腰围。腰围的正常值：男性 ≤90cm；女性≤80cm。

臀围是指臀部最宽部位的周径。用腰围比臀围，即为腰臀比。

腰臀比正常值：男性≤0.9；女性≤0.85。

冠心病的发病不仅与体重超重有关，也与体型有显著的关系，如超重且腰围明显增大，腰臀比超过正常，这种叫做中心型肥胖或者叫腹型肥胖，心血管病的风险系数较高。

2. 肥胖的原因

生活中超重和肥胖的人士越来越多，引起肥胖的原因有很多，我们就来细数一下。

（1）遗传因素

父母中有一人肥胖者，子女肥胖的概率约为三分之一，如果父母均为肥胖者，则子女肥胖的概率更高。这除了有遗传父母的体质的因素外，还有很大一部分原因是父母不良的饮食、生活习惯对子女的影响。

（2）不良的饮食习惯

有些人认为能吃是福、胖一点更富态，对饮食没有过多的节制。有些人爱吃甜食、油炸食品等，这些饮食习惯都会导致热量的摄入过多，超过自身的消耗水平，久而久之，多余的热量转化为脂肪囤积在体内，就变成了名副其实的大胖子。

（3）久坐不动的生活方式

缺乏活动，使得人体消耗热量的机会更少，另一方面因为摄取的能量并未减少，而形成肥胖。肥胖又导致日常的活动越趋缓慢、慵懒，更加减低热量的消耗，导致恶性循环，助长肥胖的发生。

（4）一些疾病、药物等也可能会导致肥胖的发生。

3. 肥胖与冠心病的相关性

前面提到过，高血压、脂质代谢异常、糖尿病都是属于冠心病的独立危险因素，而肥胖与这些危险因素均有着密切的关系。

许多资料表明，冠心病患者的平均体重较非冠心病患者为高，肥胖者冠心病的发病率较高，尤其是短期内发胖或重度肥胖者发病率更高。这是因为：①肥胖者摄取过多的热量，在体重增加的同时，使心脏负荷和血压均升高，从而增加心肌耗氧量；②高热量的饮食习惯，使胆固醇、甘油三酯和血压升高，促使冠状动脉粥样硬化的形成和加重；③肥胖者体力活动减少，妨碍了冠状动脉粥样硬化侧支循环的形成；④肥胖者常使胰岛素的生物学作用被削弱，即这些人的机体对胰岛素产生抵抗，容易形成糖尿病。

4. 肥胖患者的自我管理

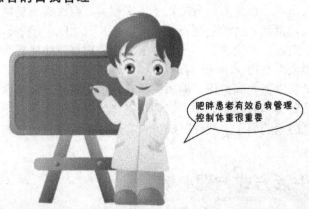

肥胖患者有效自我管理、控制体重很重要

肥胖的患者很多都有过减肥失败的经历，的确，体重的自我管理不仅需要我们有毅力、持之以恒，还需要有科学的方法。

有人想通过药物轻松减肥，这是非常不可取的。减肥药物大致分几种类型，一种是抑制食欲，吃完药以后觉得肚子饱饱的自然进食量就少了。还有的是促进排泄，促进胃肠蠕动排泄或是利尿排泄。这些都不可取，尤其是利尿排泄，减下去的只是水分，而不是脂肪。减肥药物大多有很多的副作用，如对肝肾功能的影响等。

而单纯的节食也是不可取的，一味地减少进食，令自己非常痛苦不说，身体还得不到必要的营养供给，尤其是蛋白质、维生素、矿物质等摄入不足。有些人从此患上厌食症，有些人在一度的节食后往往又暴饮暴食，如此反复，不仅机体受损，甚至可能出现精神方面的紊乱。

因此，科学的体重管理一定是以保证机体足够、全面的营养供应为基础的，逐步改变自己的生活、饮食习惯，不求速成，贵在坚持。

九、 慢性肾病与冠心病

近年来慢性肾病的发病率和致死率逐年升高，已成为危害人民身体健康的重要疾病。心血管疾病往往伴发慢性肾病，慢性肾病患者更多因心血管疾病死亡而不是进展为肾衰竭死亡。

传统冠心病危险因素在慢性肾病患者中常见。慢性肾病高血压发病率可达60%～100%，高血压作为慢性肾病的结果或原因均可增加冠心病危险。脂质代谢紊乱在慢性肾病患者多见，表现为低密度脂蛋白、极低密度脂蛋白、甘油三酯升高及高密度脂蛋白降低。不伴有肾病综合征的慢性肾病患者中30%总胆固醇升高，伴有肾病综合征的慢性肾病患者总胆固醇升高达 90%，而普通人群只有 20% 左右。

糖尿病肾病占终末期肾病的 40%。糖尿病是导致动脉粥样硬化进展的主要危险因素，其引起血管损伤也是多方面的。糖尿病慢性肾病最早的表现为微白蛋白尿，微白蛋白尿与心血管疾病危险因子密切相关。糖尿病患者中，微白蛋白尿往往伴有脂质代谢紊乱、血糖控制不良、高血压及颈动脉内膜增厚、左心室肥厚和各种类型冠心病。在不同性别、不同种族的糖尿病伴肾功能衰竭患者心血管疾病病死率较普通人群高出 10～30 倍。

由于慢性肾病常伴发高血压、糖尿病等其他危险因素，因此显著地增高了冠心病的发病率及对其预后产生影响，但在校正其他危险因子后，慢性肾病仍然是心血管疾病独立的危险因子。慢性肾病患者有着较高的冠心病发病率及死亡率。

十、 生活方式与冠心病

1. 不良饮食习惯与冠心病

不良的饮食习惯包括很多，与冠心病关系密切的不良饮食习惯主要是指：进食过多的动物性脂肪或富含胆固醇的食物，如爱吃红肉、动物内脏，爱吃煎炸食品等，粗粮、纤维类食物的摄入量很少，精白糖的摄入却很多，包括爱食用一些富含反式脂肪酸的奶油蛋糕、夹心饼干等，其饮食特点是高热能、高脂肪、高胆固醇，这种饮食习惯好引发高血脂和动脉粥样硬化。因此，低盐、低脂、低胆固醇、低糖分、富含纤维素、维生素的饮食对于预防冠心病和已有冠心病的病人是有益的。

2. 久坐不动的生活方式

很多人每日的工作都是坐在办公室电脑前完成，加班是常事，快节奏的生活再加上对健康问题的忽视，逐渐养成了久坐、缺乏运动的习惯。长时间的坐姿首先会使血流减慢，也会使脂肪囤积在腹部，形成"中心型"肥胖，这些都可能增加冠心病的风险。长期的缺乏运动，不仅心、肺的储备功能下降，心脏冠状动脉的侧支得不到很好的开放锻炼，而肥胖导致的胰岛素抵抗等这些都将可能增加冠心病的风险。因此，适当运动、维持合理的体重对于预防冠心病至关重要。

3. 心理情绪状态

不良的心理情绪状态也是导致冠心病的推手，这些不良的心理情绪状态包括很多，如精神压抑、忧郁烦躁、郁闷悲伤、痛苦、愤怒不满及心情恶劣等种种负性情绪。如果负性情绪长期郁积心中，超过人体所能调节的范围，就有可能破坏人体心理平衡和防御机制，诱发或加重疾病。

兴奋、过度兴奋对患者是不利的，我们经常看到一些患者是因为过度兴奋而诱发心脏病发作，心绞痛或心肌梗死，甚至可导致猝死。对于那些"急性子"的 A 型性格特征的人，高血压、冠心病的患病率也是相对来说增高的。

为何这些不良的情绪可能增加冠心病的发病概率呢？这是因为当人处于不良情绪状态下时，机体的交感神经也同样处于亢奋状态，大量释放加快心率、收缩血管的活性物质，如儿茶酚胺、去甲肾上腺素和肾上腺素等，心率增快可使耗氧量增加，而此时的冠脉血管处在收缩状态，反而造成心肌氧气的供应减少。这样，耗氧增加与供氧减少就形成一对不可调和的矛盾，诱使冠心病病人发生不同表现形式的心血管急症。

因此，冠心病病人在日常生活中要特别注重个人的精神与情绪变化，加强自我调节，防止与减轻不良情绪的影响与危害：①树立正确的人生观、世界观和价值观，以保持乐观豁达的人生态度，遇事后不会产生过多及过于持久的负性情绪；②正确看待疾病，在医生指导下加强防治药物与非药物治疗环节，从多个角度减少冠心病急性发作诱因的负面影响；③少生气，特别不要生闷气，遇到解不开的心理"疙瘩"，要及时采取措施转移视线，千万不要将烦恼、忧愁长时间郁积在心，加重心理负担而引起情绪显著波动；④处理好家庭及邻里关系，以使自己处在友爱、团结、温馨及和睦的环境之中，保持精神愉快。

4. 吸烟与冠心病

众所周知，吸烟危害人类健康，这是因为烟草中含有多种有害物质，尤其是引起肿瘤与心血管疾病的物质，与冠心病发生有关的化学物质有 10 余种，其中主要是尼古丁和一氧化碳，这些物质对心血管系统的危害性包括：影响血脂代谢，使有益的高密度脂蛋白胆固醇（HDL-C）降低，对能维护动脉壁正常功能的内皮细胞有损害作用（完整的皮细胞具有维护血管内壁的光洁度，防止动脉粥样斑块形成，调节血管舒缩等功能），使心率与心输出量增加，还可促使血管收缩而使血压升高，这些均使心脏负担增加，使血小板聚集率增加及循环中纤维蛋白酶原增加而致血液黏滞性增加，以上种种改变均可促使或加速冠状动脉或脑动脉的粥样硬化形成。另外，大量吸烟还可导致冠状动脉痉挛，促使或加重心肌缺血的发生，已患冠心病者如继续吸烟可使病情加速发展，易发生心肌梗死。

5. 饮酒与冠心病

过量饮酒和长期嗜酒，可使心脏发生脂肪变化，减低心脏的弹性和收缩力，血管壁脂肪物质堆积，出现管腔变窄、管壁不光滑等变化。如果长期大量喝啤酒，会使心脏扩大，产生"啤酒心"。大量酗酒或长期饮酒还可引起酒精性心肌炎。晚期心脏病病人饮酒，易促使心功能代偿失常，引起心力衰竭。

我们一直强调，要有健康的生活方式。什么是健康的生活方式，其实很简单，就是从日常生活点滴做起，从改变吸烟、酗酒等不良的生活习惯做起，从合理安排膳食结构做起。专家说"一个人 20 年前的生活方式决定 20 年后的身体状况"，这就是告诉我们，生活方式疾病的形成是一个漫长的过程，人人都是 20 年后自己身体状况的主宰者。再说简单点，生活方式病是怎样形成的，就是自己的不良生活方式积累形成的。如果你年轻时不注意培养健康的生活方式，就会陷入"前半辈子以命换钱，后半辈子拿钱换命"的境况。

谁是生活方式病的最好医生？只有自己才是自己最好的医生。生活中，金钱是买不来健康的，追求健康没有快车和捷径。时下，服用"生活方式药"可谓方兴未艾，成为时尚。"生活方式药"是今年医学专家使用的一种新概念，指那些主要不是用来治疗疾病，而是用于改善因不良生活方式所引起的有关症状和疾病的"药物"。服用这些药物，当然不可能带来致命的威胁，也不会产生明显的副作用，却能消除不良生活方式带来的负效应，预防和治疗某种"文明病"，从而提高身体素质，促进健康。广义地说，任何可以改善生活方式的原则和方法都是"生活方式药"，是否使用这种药物，你自己才是你自己的主人。

（本节编写：滕中华、王莉慧、肖敏、邹艳平）

第三节　冠心病的诊断

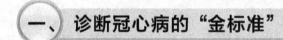

一、诊断冠心病的"金标准"

随着医学科学的不断发展，冠心病的诊疗技术已经相当成熟，从心肌的酶学检测、心电图、心脏超声心动图到冠状动脉 CT 检查、冠状动脉造影检查等等，这些都为临床医生诊断冠心病提供了大量的证据支持，冠心病的诊断不是难题。对于冠心病尤其是急性心肌梗死，可能更重要的是如何更早地诊断和处理，以使缺血心肌及时得到再灌注、减少梗死面积、挽救濒死心肌。

心电图是最常用的检查方法，简单经济，在平时的查体中也是必查的一个项目；心肌酶学检查可以反映心肌细胞受损的程度；平板运动试验通过运动诱发心电图心肌缺血证据；24 小时动态心电图连续记录患者 24 小时心电图的动态变化，发现心肌缺血或心律失常信号；冠状动脉造影和冠脉 CT 是通过不同的手段了解冠状动脉有无狭窄或闭塞，其中，冠状动脉造影因为是直观地看到冠状动脉的影像，被认为是冠心病诊断的"金标准"。

我们有许多先进的医疗技术、设备和理念，如冠状动脉造影检查和冠心病介入治疗技术。但是，许多人对新技术缺乏了解或心存顾虑，往往拒绝医生的诊治建议，结果错过了疾病治疗的最佳时期。

冠状动脉造影仍是目前确诊冠心病的最可靠方法，称之为"金标准"。这种方法在临床应用已经有 40 多年历史，它是通过皮肤穿刺血管插入一根细小导管，在 X 线透视引导下，将导管送至冠状动脉开口处，然后注入造影剂，在 X 线下成像后，冠状动脉的病变情况就可一目了然，并可为进一步治疗方案的选择提供依据。冠状动脉造影检查对患者的创伤小，痛苦少，多数患者在不知不觉中完成检查，没有明显的不适感，全部操作过程只需要十几分钟。如果发现冠状动脉存在狭窄或堵塞且病变适宜的话，医生还可立即进行介入治疗，使血管重新通畅。

根据目前的技术水平，做冠状动脉造影检查的风险很低。因此，这种检查方法已逐步广泛应用，成为及时确诊冠心病、制订积极有效的治疗方案的重要依据。

冠状动脉是供应心脏血液的血管。冠状动脉发生粥样硬化，导致管腔狭窄，使心肌供血不足，就会发生冠心病，出现心绞痛甚至发生危及生命的心肌梗死。鉴于近年来我国冠心病的发病率和死亡率呈增加趋势，患者的发病年龄呈日益年轻化趋势，普及冠心病的诊治知识，做到冠心病的早预防、早诊断和早治疗，就成为一项紧迫的公共卫生任务。

二、 冠心病病人心电图的变化特点

1. 心电图的定义

心电图是指心脏在每个心动周期中，由起搏点、心房、心室相继兴奋，伴随着生物电的变化，通过心电描记器从体表引出多种形式的电位变化的图形（简称ECG）。心电图是心脏兴奋的发生、传播及恢复过程的客观指标。

心脏周围的组织和体液都能导电，因此可将人体看成为一个具有长、宽、厚三度空间的容积导体。心脏好比电源，无数心肌细胞动作电位变化的总和可以传导并反映到体表。

心脏电活动按力学原理可归结为一系列的瞬间心电综合向量。在每一心动周期中，作空间环形运动的轨迹构成立体心电向量环。应用阴极射线示波器在屏幕上具体看到的额面、横面和侧面心电图向量环，则是立体向量环在相应平面上的投影。心电图上所记录的电位变化是一系列瞬间心电综合向量在不同导联轴上的反映，也就是平面向量环在有关导联轴上的再投影。投影所得电位的大小决定于瞬间心电综合向量本身的大小及其与导联轴的夹角关系。投影的方向和导联轴方向一致时得正电位，相反时为负电位。用一定速度移行的记录纸对这些投影加以连续描记，得到的就是心电图的波形。心电图波形在基线（等电位线）上下的升降，同向量环运行的方向有关。和导联轴方向一致时，在心电图上投影得上升支，相反时得下降支。向量环上零点的投影即心电图上的等电位线，该线的延长线将向量环分成两个部分，它们分别投影为正波和负波。因此，心电图与心向量图有非常密切的关系。心电图的长处是可以从不同平面的不同角度，利用比较简单的波形、线段对复杂的立体心电向量环，就其投影加以定量和进行时程上的分析。而心电向量图学理论上的发展又进一步丰富了心电图学的内容并使之更易理解。

心电图是反映心脏兴奋的电活动过程，它对心脏基本功能及其病理研究方面，具有重要的参考价值。心电图可以分析与鉴别各种心律失常；也可以反映心肌受损的程度和发展过程及心房、心室的功能结构情况。在指导心脏手术进行及指示必要的药物处理上有参考价值。然而，心电图并非检查心脏功能状态必不可

少的指标。因为有时貌似正常的心电图不一定证明心功能正常；相反，心肌的损伤和功能的缺陷并不总能显示出心电图的任何变化。所以心电图的检查必须结合多种指标和临床资料，进行全面综合分析，才能对心脏的功能结构做出正确的判断。

心电图可分为普通心电图、24小时动态心电图、His束电图、食管导联心电图、人工心脏起搏心电图等。应用最广泛的是普通心电图及24小时动态心电图。

普通心电图应用范围如下：

（1）对心律失常和传导障碍具有重要的诊断价值。

（2）对心肌梗死的诊断有很高的准确性，它不仅能确定有无心肌梗死，而且还可确定梗死的病变期部位、范围以及演变过程。

（3）对房室肌大、心肌炎、心肌病、冠状动脉供血不足和心包炎的诊断有较大的帮助。

（4）能够帮助了解某些药物（如洋地黄、奎尼丁）和电解质紊乱对心肌的作用。

（5）心电图作为一种电信息的时间标志，常为心音图、超声心动图、阻抗血流图等心功能测定以及其他心脏电生理研究同步描记，以利于确定时间。

（6）心电监护已广泛应用于手术、麻醉、用药观察、航天、体育等的心电监测以及危重病人的抢救。

2. 冠心病病人心电图（如图1-6所示）

怀疑或确诊为冠心病的患者住院，做的次数最多的一项检查可能就是心电图。在患者明显感觉胸痛不适的时候医生会首先做一份心电图，和无不适症状下的心电图对比，查看有无心肌缺血征象；在心肌梗死的急性期、溶栓治疗前后、冠状动脉介入治疗前后，医生也会反复地给患者做心电图，以了解心电图的进展。这时的要求会更高，为了更准确地比较，医生通常会在患者胸前描记各个电极的放置位置。

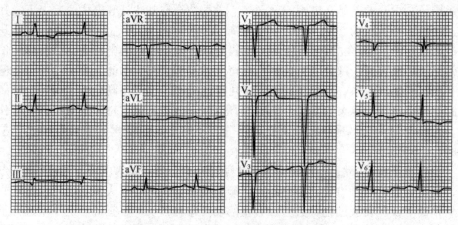

图1-6　急性前壁心肌梗死心电图示意

冠心病患者心电图表现主要为 ST 段的抬高或压低、T 波倒置，大部分的心肌梗死患者最终会形成病理性的 Q 波。这些是一些非常专业的概念，作为患者，我们只需要谨记有胸痛不适时及时告知医护人员，不要以为住院已经做过一次心电图了就拒绝医生再次做心电图检查，医生在您胸前描记的电极定位符号不要自行擦拭掉就可以了。每次住院或体检的心电图检查结果请妥善保存，就诊时医生会查看，因为心电图的诊断很多时候需要医生细致的对比分析，以得到更准确的结果。

三、平板运动试验

许多冠心病患者，尽管冠状动脉扩张的最大储备能力已经下降，通常静息时冠状动脉血流量尚可维持正常，而无心肌缺血现象，心电图可以完全正常。为揭示已减少或相对固定的冠状动脉血流量，可通过运动或其他方法给心脏以负荷，增加心肌耗氧量，诱发心肌缺血，辅助临床对心肌缺血做出诊断。这种通过运动增加心脏负荷而诱发心肌缺血，从而发现缺血性心电图改变的试验方法，叫心电图运动试验，目前采用最多的是平板运动试验。其优点是运动中便可观察心电图的变化，运动量可按预计目标逐步增加。它是目前诊断冠心病最常用的一种辅助手段之一。

生理情况下，冠状动脉供氧与心肌耗氧处于一种动态平衡之中。心肌氧供取决于冠状动脉的储备，心肌耗氧量主要是由室壁肌肉张力、心肌收缩力和心率决定的。运动过程中室壁肌肉张力和心肌收缩力都是增强的，因此，心肌耗氧量是增加的。运动试验中运用心率和收缩压的乘积的值来估计心肌耗氧量。在健康人群中，运动引起血压轻度升高且比较稳定，因而心率的快慢也能反映心肌耗氧量的多少。运动过程中，冠脉血流可以增加 3～5 倍，血流增加的机制主要是降低冠脉循环中小动脉的阻力水平，如果冠状动脉因发生粥样硬化而管腔狭窄，冠脉循环就不能通过增加血流来满足运动过程中增加心肌氧耗的需求，即会造成心肌氧供和氧耗的不平衡，可出现心肌缺氧，心电图表现为心肌缺血的改变，这就是心电图运动试验的病理生理基础。

平板运动简单地说就是在跑步机上戴着心电监护走步，继而逐渐加速成慢跑，观察心电图的变化，是判断冠心病的辅助诊断检查之一。运动平板通过活动量逐渐增加，心脏耗能增加，使冠心病病人在运动负荷的情况下出现心肌缺血的心电图表现。平板运动心电图检查可以帮助诊断冠心病等心血管疾病，也可以检测病人的心脏功能，以测定其工作能力、疾病的程度或评估所接受治疗的效果。运动过程中由于病变的性质等原因，有一定潜在危险，如心律失常、血压改变、心脏停搏（概率低于万分之三）等。

平板运动试验也不是每一个病人都可以采用的检查方法，医生会严格评估病人后才会开具此项检查。如心肌梗死的急性期、急性心肌炎、急性心内膜炎、未控制的有症状的心力衰竭、严重的高血压、严重的心律失常等患者是禁忌做平板运动试验的。

在出现以下情况时，应立即终止平板运动试验：①心电图在无病理性 Q 波导联 ST 段抬高＞1.0mm（V_1 或 aVR 除外）；②收缩压下降＞10mmHg 且伴有其他缺血证据；③中度至重度心绞痛；④中枢神经系统症状，如共济失调、眩晕、晕厥；⑤低灌注体征，如紫绀、苍白；⑥持续性室性心动过速；⑦检查心电图或收缩压在技术上发生困难；⑧病人要求终止。

阳性结果判定：①在 R 波占优势的导联，运动中或运动后出现 ST 段缺血型下移≥0.1mV，持续时间＞2 分钟，运动前原有 ST 段下移者，应在原有基础上再下移≥0.1mV，持续时间应＞2 分钟；②无病理性 Q 波导联在运动中或运动后出现 ST 段弓背向上抬高≥0.1mV，持续时间＞1 分钟；③运动中出现典型心绞痛；④运动中血压下降超过 10mmHg，或伴全身反应，如低血压休克者。

在做平板运动试验应注意以下几点：检查前禁止饮用含咖啡因的饮料，禁吸烟、饮酒；保持情绪稳定，消除紧张的心理，听从医生的指导。在进行运动试验时会由经过训练的医务人员严密监护；检查时穿宽松舒适的衣服；如出现胸痛、胸闷、头晕及体力不支等不适症状时应及时告知医生。医生根据病情决定是否终止运动。

目前来说，冠脉造影和冠脉螺旋 CT 在冠心病诊断的定性、定位和程度判断上居主导地位，但是，冠脉造影和冠脉螺旋 CT 仅限于在冠脉病变形态学方面的诊断，对冠脉的功能、冠脉的储备，对心肌缺血的阈值，对缺血发作的程度不能给予相应的评价，而平板运动试验恰好又是解决这些问题的强项。平板运动试验对冠心病的诊断、鉴别诊断和预后评估都有重要的价值。特别是常规心电图检查正常或仅有 T 波改变的隐性冠心病患者，通过平板检出心肌缺血，予以及时治疗。并且平板运动试验有价格低廉和重复性强等优点。

四、超声心动图

超声波是一种振动频率很高的声波，超出人耳的听力范围。超声探头接触人的皮肤后，它发出的声波可以在人体内传播，并在不同密度的组织界面发生反射，反射回来的声波信息再被探头所接收，经放大处理后将图形显示在屏幕上。超声心动图是用超声波显示心脏结构并评价心功能状态的检查方法。

超声心动图（如图 1-7 所示）是一项无创伤性、无痛苦、无刺激，并可多次重复进行的一种检查方法，也是心内科最常用的检查方法之一。通过超声心动图检查，可以观察到心脏内部结构，如心腔的大小、瓣膜的形态，观察心肌与瓣膜的活动情况、血流的状况，评价心脏功能等。超声心动图已经广泛地在临床用于各类心脏疾病的检查。

一份完整的超声心动图报告应包括 3 个方面的内容：基本测值、文字描述、

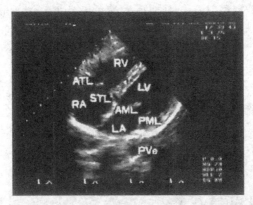

图 1-7 二维超声心动图剑突下四腔心切面示意

超声图片。当取到一份超声心动图报告单时，不仅应注意超声医师的最后结论，而且也应阅读报告单中的具体描述内容。如心脏腔室的大小，瓣膜形态及运动情况，心壁的厚度及无运动异常，心内血流状况等。

节段性室壁运动异常是冠心病在超声心动图的主要表现。心肌梗死时显示相应室壁节段性运动消失或明显减弱，室壁收缩期增厚率消失，心腔扩大，心室壁膨隆，心肌厚度变薄。正常心肌部分表现代偿性运动增强，收缩增厚，幅度增加。

总之，超声心动图是对心脏结构、瓣膜形态、心壁运动及血流状况的一种综合性判断。对心脏解剖和心脏功能不仅可作出定性诊断，亦可作出定量分析研究。临床医师可以从中获得许多有助于诊断的信息，扩展思维，加深对心脏疾患病理化变化的理解，以便合理地采取相应的治疗措施。

五、 心肌酶学检查的意义

冠心病患者尤其是急性心肌梗死患者住院，护士都会反复多次为病人抽血化验，其中很重要的一个目的就是观察心肌酶的水平。所谓心肌酶就是指存在于心肌中的酶的总称，当心肌细胞受到损伤时，细胞内的酶释放到血液中，导致血液中心肌酶的水平升高。通常最常用的几个检测指标主要有肌酸激酶（CK）及同工酶（CK-MB）、肌钙蛋白、肌红蛋白等。

我们通常认为诊断急性心肌梗死的诊断标准为：胸痛的临床症状、典型的心肌梗死心电图表现、心肌酶的增高。因此，心肌酶学的检查在急性心肌梗死的诊断中至关重要。尤其对于一些心电图表现不明显的非 ST 段抬高的患者，心肌酶的增高是区分非 ST 段抬高型心肌梗死和不稳定型心绞痛的依据。心肌酶的增高是心肌细胞有坏死的客观依据，且心肌酶升高的水平通常与梗死面积和预后呈正相关。心肌酶越高，通常预示着更多的心肌细胞的坏死，预后相对更差。

肌酸激酶及同工酶通常在心肌梗死发病后 6 小时开始升高，24 小时达到高峰，3～4 日恢复正常。肌钙蛋白通常在心肌梗死后 4～6 小时开始升高，10～24 小时达到高峰，两周左右后恢复正常。肌红蛋白出现最早，约在心肌梗死后 2 小时即可检测到，1 天左右即可恢复正常。因此，通过血中检测不同心肌酶的含量，结合患者的病史、心电图表现可以判断心肌梗死的时间、进展。

了解了这些，我们就不会再抱怨为何医生需要反复抽取血液化验。尤其对于急性心肌梗死病人，心电图和心肌酶都是呈动态变化的，医生需要及时地了解这些信息，以便给予更合理的治疗方案。

六、 冠状动脉造影

1. 冠状动脉造影的定义

冠状动脉造影（如图 1-8 所示）是 20 世纪 60 年代后期用于临床的一种创伤性检查技术，它是以诊断和治疗冠状动脉疾病为目的，结合进行血流动力学监测和血管造影的综合技术。我们知道，冠状动脉是供应心肌血液的血管，有左、右 2 支，分别直接开口于主动脉根部的左、右主动脉窦内，由此开始向心脏表面延伸并不断分支进入心脏，由于血液与血管壁是同样不透光的，且与心脏重叠，所以血管腔内发生有粥样斑块或狭窄时，在普通 X 线下是无法看出来的。冠状动脉造影就是利用特制定型的心导管经皮穿刺入下肢股动脉或上肢桡动脉沿降主动脉逆行至升主动脉根部，分别将导管置于左、右冠脉口，在注射显影剂的同时行 X 线电影摄像，这样就可清楚地将整个左或右冠状动脉的主干及其分支的血管腔显示出来，可以了解血管有无狭窄病灶存在，对病变部位、范围、严重程度、血管壁的情况等作出明确诊断，决定治疗方案（介入、手术或内科治疗），还可用来判断疗效。因为冠状动脉造影是一种直观地了解冠状动脉影像的检查手法，

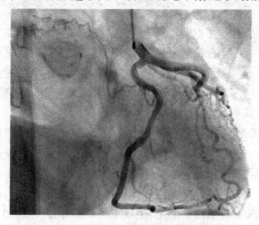

图 1-8　冠状动脉造影示意

所以一直被视作冠心病诊断的"金标准"。

整个手术过程在局麻下进行，患者在术中处于清醒的状态，患者通常只在桡动脉和股动脉穿刺时会有轻微的疼痛感。冠状动脉造影的全过程包括选择动脉入路和完成血管显影。选择动脉入路是冠状动脉造影和冠状动脉介入治疗能否顺利完成的关键步骤之一。正确的动脉穿刺对减少血管并发症十分重要，尤其是在需要支架植入治疗时，通常需要用较大剂量的肝素。术初反复动脉穿刺明显增加局部出血或血肿形成的可能性。此外，股动脉穿刺点不宜选择太高，以减少腹膜后血肿的发生。目前临床上常采用经皮穿刺股动脉、桡动脉和肱动脉等途径，其中以股动脉、桡动脉穿刺最为多见。导管经动脉送达主动脉的根部，左右冠状动脉均开口于主动脉根部，导管到达冠状动脉开口位置，开始注射造影剂，使冠状动脉在 X 线下显影，从而观察冠状动脉的形态和走行、管腔有无狭窄、狭窄的严重程度和范围。

2. 冠状动脉造影的适应证

冠状动脉造影术的主要作用是可以评价冠状动脉血管的走行、数量和畸形；评价有无冠状动脉病变、严重程度和病变范围；评价冠状动脉功能性的改变，包括冠状动脉的痉挛和有无侧支循环；同时可以兼顾左心功能评价。在此基础上，可以根据冠状动脉病变程度和范围进行介入治疗；评价冠状动脉搭桥术和介入治疗后的效果；并可以进行长期随访和预后评价。

（1）以诊断为主要目的

①不明原因的胸痛，无创性检查不能确诊，临床怀疑为冠心病；②不明原因的心律失常，如顽固的室性心律失常或新发传导阻滞；③不明原因的左心功能不全，主要见于扩张型心肌病或缺血性心肌病，两者鉴别往往需要行冠状动脉造影；④经皮冠状动脉介入治疗（PCI）或冠状动脉旁路移植术后复发心绞痛；⑤先天性心脏病和瓣膜病等重大手术前，年龄＞50 岁，其易合并有冠状动脉畸形或动脉粥样硬化，可以在手术的同时进行干预；⑥无症状但疑有冠心病，如飞行员、汽车司机、警察、运动员及消防队员等高危职业或医疗保险需要。

（2）以治疗为主要目的

临床冠心病诊断明确，行冠状动脉造影可进一步明确冠状动脉病变的范围、程度，选择治疗方案。①稳定型心绞痛或陈旧心肌梗死，药物治疗效果不佳。②不稳定型心绞痛，首先采取药物积极强化治疗，一旦病情稳定，积极行冠状动脉造影；内科药物治疗无效，一般需紧急造影。对于高危的不稳定型心绞痛患者，以自发性为主，伴有明显心电图的 ST 段改变及梗死后心绞痛，也可直接行冠状动脉造影。③发作 6 小时以内的急性心肌梗死（AMI）或发病在 6 小时以上仍有持续性胸痛，拟行急诊 PCI 手术；如无条件开展 PCI 术，对于 AMI 后溶栓有禁忌的患者，应尽量转入有条件的医院。AMI 后静脉溶栓未再通的患者，应适时争取补救性 PCI。对于 AMI 无并发症的患者，应考虑梗死后 1 周左右择期行冠状动脉造影。AMI 伴有心源性休克、室间隔穿孔等并发症应尽早在辅助循环的帮助下行血管再灌注治疗。对于高度怀疑 AMI 而不能确诊，特别是伴有左束支传导阻滞、肺栓塞、主动脉夹层、心包炎的患者，可直接行冠状动脉造影明确诊断。④无症状性冠心病，其中对运动试验阳性、伴有明显的危险因素的患者，应行冠状动脉造影。⑤CT 等影像学检查发现或高度怀疑冠状动脉中度以上狭窄或存在不稳定斑块。⑥原发性心脏骤停复苏成功、左主干病变或前降支近段病变的可能性较大的均属高危人群，应早期进行血管病变干预治疗，需要评价冠状动脉。⑦冠状动脉旁路移植术后或 PCI 术后，心绞痛复发，往往需要再行冠状动脉病变评价。

冠状动脉造影是一项已经很成熟并相对安全的技术，但由于其"有创"的性质，均可能产生并发症，这些并发症发生率虽然很低，但严重者也可能危及患者生命。最常见的并发症包括穿刺处出血、疼痛，也可能出现过敏反应甚至心律失常、心脏穿孔等严重并发症。

七、冠状动脉内超声

目前临床用于评价冠脉粥样硬化的常用方法中，传统的冠脉造影一直被认为是评价冠脉病变的"金指标"。但是，这种方法在临床实际应用当中也表现出诸多不足之处。比如，它只能显示管腔的情况，不能显示病变所在的管壁和粥样斑块，不能提供粥样斑块形态和性质的详细情况，有可能使医生低估冠脉狭窄的程度。这就使得依据冠脉造影评价冠脉粥样硬化和介入治疗疗效的准确度降低。尤其是近年来冠脉重塑这一概念的提出，使得人们不得不重新评价冠脉造影在冠心病诊疗中的可靠性。在冠脉粥样硬化的早期，随着粥样斑块面积的增大，冠脉呈代偿性扩张，管腔面积可无狭窄，这一过程即冠脉重塑。此时冠脉造影往往无异常表现。血管内超声是利用心导管将一高频微型超声探头导入心血管腔内进行探测，再经电子成像系统来显示心血管组织结构和几何形态的微细解剖信息。由于超声探头直接置于血管腔内探测，因此，血管内超声不仅可准确测量管腔及粥样斑块的大小，更重要的是它可提供粥样斑块的大体组织信息，在显示因介入治疗所致的复杂的病变形态时明显优于单纯的冠脉造影。

冠状动脉内超声在辅助诊断冠脉粥样硬化方面有很大用处。一是用它可明确冠脉造影不能确定的狭窄。在用冠脉造影诊断怀疑存在狭窄、需要进一步确认是否有必要进行冠脉的重建时，或冠脉造影结果和临床表现不符合时，可借助血管内超声进行诊断。二是用它协助诊断心脏移植术后的冠脉病变。心脏移植术由于免疫排斥反应导致血管内膜弥漫性增生，但常规冠脉造影常显示正常，而血管内超声检查可检测内膜增生的程度。三是可用它观测冠脉粥样硬化的进展和消退。在冠脉粥样硬化的早期，由于冠脉重塑现象的存在，冠脉造影常常显示为正常。而血管内超声检查可提供冠脉粥样硬化的进展情况，反映冠心病的一级和二级预防措施对冠脉粥样硬化病变的治疗效果。近年来的研究表明，早期的冠脉粥样硬化斑块多为富含脂质的软斑块，虽然未造成严重的冠脉狭窄，但容易在一些诱发因素（如血压的升高、剪切力的增加）的作用下破裂，致使脂质溢出，引起血小板集聚、血栓形成、血管阻塞或血管痉挛，从而导致包括不稳定型心绞痛、急性心肌梗死等在内的急性冠脉征候群，故其危险性很大。应用冠状动脉内超声可及时查出该类病人，进行预防。

冠状动脉内超声检查在冠心病介入性治疗中也起到了很重要的作用。

（1）指导确立最合适的治疗方案

根据血管内超声检查的回声强度的不同，可将粥样斑块分为富含脂质的低回声斑块即软斑块和富含纤维成分的高回声斑块即硬斑块两种。根据不同的病变情况可选择与之相适应的治疗方案。例如：对于有浅表性钙化的偏心型斑块，应选择激光或斑块旋切术；对于有深层钙化的偏心型斑块，应选择定向旋切术；对于全周性的软斑块，则可选择经皮冠脉球囊成形术（PTCA），必要时加用网状支架。

（2）正确选择器具的大小

一般而言，器具大小的选择是以冠脉造影上的正常节段为参考的。由于冠脉重塑等原因，半数以上冠脉造影显示正常的节段存在粥样斑块，这就使得根据冠脉造影选择的器具型号偏小。根据血管内超声选择合适的器具进行治疗，可在不增加合并症的前提下提高最小管腔直径，从而减少再狭窄的发生率。

（3）确定介入性治疗的终点

对于正常的冠脉，冠脉造影和血管内超声所测管腔的径线基本一致，但在存在粥样硬化尤其是在介入性治疗所致斑块破溃或夹层形成等情况下，二者常不一致。虽然冠脉造影上显示了满意的扩张效果，但血管内超声却仍显示有较多的斑块残存，需进一步扩张或安装支架。不少研究表明：按血管内超声所测管腔的大小决定治疗终点，可获得更大的最小管腔直径，并使得再狭窄的发生减少。

（4）确定网状支架的位置及扩张效果

网状支架的应用虽然减少了介入性治疗的近期及远期并发症，但支架内再狭窄的发生率可高达 25%～45% 以上，而其中相当一部分并不是真正的支架内再狭窄，而是支架植入时所谓的"亚理想植入"造成的。造成亚理想植入的常见原因包括扩张不充分、支架的型号偏小、支架从病变部位滑脱等。由于冠脉造影不能辨认支架植入部位的狭窄是否为亚理想植入所致，因此，对于支架内再狭窄病例，应行血管内超声检查以确定其狭窄的具体原因及相应的治疗方案。

（5）预测术后再狭窄的发生

根据血管内超声提供的病变性质可预测再狭窄发生的可能性，并采取相应的预防措施以降低再狭窄率。

尽管冠状动脉内超声有其独特的临床价值，但冠状动脉内超声同样需要在 X 线监视下进行检查。冠脉造影能够同时显示冠脉系统病变的全貌，而冠状动脉内超声只能对某一段病变血管进行精确测量，因此，冠脉内超声不可能替代冠脉造影，但冠脉内超声作为冠脉造影的补充手段，可在冠心病的诊断和冠脉介入治疗等方面提供更精确的信息。

八、冠脉 CT

一直以来，人们在寻找不用插入导管就能获得冠状动脉影像的方法，冠状动脉 CT 的出现使这一想法变成了现实。冠状动脉 CT 是利用螺旋 CT 扫描经静脉注射造影剂后再经过计算机处理重建得出的心脏冠状动脉成像的一种检查方法。自 1999 年第一次将多排螺旋 CT 用于冠心病的无创性检查以来，先后出现了 16 排、32 排、64 排螺旋 CT（如图 1-9 所示）。

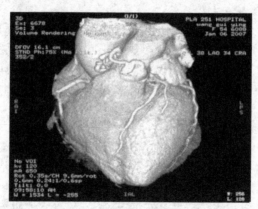

图 1-9　冠脉 CT 影像示意

与常规冠状动脉造影相比，冠状动脉 CT 的最大优势是快速、无创、安全性较高。冠脉 CT 的主要临床应用价值包括：①可以展示冠脉全貌，特别是先天性变异及心肌桥的显示。②目前认为冠状动脉 CT 有很高的阴性预测值，即如果冠状动脉 CT 扫描提示冠状动脉管壁光滑、管腔无狭窄，则基本能够排除冠状动脉病变，因此，冠状动脉 CT 阴性患者可不必再经过有创冠状动脉造影检查，这能够在很大程度上避免有创检查给患者带来的焦虑、恐惧等心理应激，同时也可避免有创检查所带来的并发症风险。③冠脉软斑块的诊断，为临床制订治疗方案提供依据，协助临床及时诊治，避免斑块破裂导致心肌梗死；根据冠脉斑块的 CT 表现预测冠脉支架植入后的可扩张性，判断其植入的可行性；根据病变段血管的范围、斑块性质及狭窄情况，合理地选择治疗方案；同时提供管腔及管壁信息。④可进行心功能评价。⑤甚至可进行心肌灌注分析。⑥冠状动脉 CT 无创，且可重复性好，可作为冠心病治疗后随访的手段，如支架或搭桥术后复查。

　　但任何一种检查方法都不是十全十美的，势必存在缺陷甚至弊端，对冠状动脉 CT 而言，同样存在阳性预测值较低、时间分辨率低和辐射性等缺陷。冠状动脉严重钙化、支架植入、心律不齐、运动伪影等因素常影响冠脉管腔狭窄程度判断。此外，冠状动脉 CT 对冠状动脉分支远端病变的显示、对细小分支病变的判断以及对支架内管腔病变程度的评价仍受到成像质量的限制。

　　冠脉 CT 检查前患者需做哪些准备呢？首先，医生会在检查前告知患者大致的检查过程，消除患者的顾虑及紧张情绪。检查前 4 小时禁食，并至少提前半小时到达检查地点，静坐以稳定心率。对于 64 排 CT 而言，检查前患者心率一般需要控制在 70 次/分钟左右。对于心率较快的患者，医生会提前 1 小时左右让患者服用 β 受体阻滞剂以减慢心率。由于检查过程中会需要使用含碘造影剂，为防止严重过敏反应的发生，检查前护士会给患者做碘过敏试验，确定碘过敏试验阴性方可进行检查。

九、 心肌活性评估——核素心肌显像

　　核素心肌灌注显像是一种影像学的诊断方法，它具有简单、无创伤、安全、诊断准确性高等优点。通过核素心肌灌注显像可以观察到心肌的血流灌注情况及心肌细胞的功能状态，也就是说可以直接看心肌是否有缺血存在。

　　核素心肌显像是将一种能被有功能的心肌细胞选择性摄取的示踪剂注入体内，利用 γ 射线成像技术使正常的心肌显像，而低血流灌注区（缺血区）及坏死区心肌显像稀疏或完全缺损不显像，从而监测心肌梗死和心肌缺血的无创性检查方法。主要用于冠心病的辅助诊断，检测存活心肌以及冠状动脉介入治疗后的疗效随访和检测再狭窄。

1. 核素心肌显像内容

（1）静态显像

当显像剂在脏器内或病变处的浓度处于稳定状态时进行显像，可采集足够的放射性计数用以成像，用作观察脏器和病变的位置、形态、大小和放射性分布。

（2）动态显像

用放射性显像装置以一定的速度连续采集脏器内的放射性在数量或在位置上随时间的变化过程，当核素开始进入脏器时，脏器内核素蓄积，浓度逐渐升高，又逐渐消退，利用计算机技术提取每帧影像中同一感兴趣区的放射性数据，生成时间－放射性曲线。

（3）平面显像

由放射性探头投射方向上脏器各点的放射性从前到后叠加所构成的影像，是蓄积灌注区检查的传统方法，辅以计算机定量分析，但仍无法避免心肌肌层重叠

现象。可以从受检者的前方、后方、侧方或斜方显像，分别称为前位、后位、侧位和斜位。此种显像方法在心肌显像中的应用逐渐减少。

（4）断层显像

在体表自动连续或间断采集多体位的平面影像数据，利用计算机重建成各种断层影像，如心脏短轴（横断面）、水平长轴（冠状断层）、垂直长轴（矢状断层）三个断面，可以避免平面显像放射性的相互重叠现象，从而易于暴露病变的位置和范围。

此外还有热区显像、冷区显像、即刻显像、延迟显像等。

2. 核素心肌显像负荷试验

一般情况下冠状动脉即使狭窄达到 70%～80%，静息状况下可能不表现出心肌缺血，只有当心脏耗氧量增加即负荷（运动、劳累、情绪激动等）情况下心肌缺血才表现出来。所以为了准确诊断冠心病心肌缺血，在核素心肌灌注显像时要做负荷试验。

（1）原理

心肌摄取放射性示踪剂的剂量与心肌血流灌注成比例。如果存在单纯的局部心肌血流灌注不足，心肌摄取示踪剂的速度明显减慢，扫描结果显示局部放射性稀疏或缺损，即冷区显像。此后的 2～3 小时，正常的心肌开始清除示踪剂，心肌血流灌注正常区域与缺血区域最初形成的放射性分布差异随之明显缩小甚至消失，达到新的相对平衡。此时延迟扫描就可以证实最初缺血区域的放射性稀疏或缺损已被填充，形成放射性再分布图像。放射性再分布是心肌缺血的特征性改变，如果心肌完全坏死，就不能摄取和清除示踪剂，所以无放射性再分布的特点，有助于缺血和梗死的鉴别诊断。采用运动或药物负荷，加剧心肌需氧与供氧的不平衡，造成缺血区心肌血流灌注量进一步减少，与正常心肌摄取示踪剂的数量差距加大，可使原来在静息状态下没有暴露的心肌缺血暴露。因此，核素心肌显像负荷试验能明显提高放射性核素诊断的敏感性。

（2）结果判定

平面心肌显像出现某一节段放射性稀疏或缺损，以及断层显像出现两个不同方位的断层上，连续两个层面在相应部位出现放射性稀疏或缺损为异常。运动或药物负荷试验后出现的放射性稀疏或缺损，在再分布或静息显像时出现不同程度的放射性填充，视为可逆性灌注损伤，如果无放射性填充为不可逆性灌注损伤，表明局部心肌坏死或严重缺血。如果部分填充、部分不填充为混合性灌注缺损，表明局部心肌坏死同时伴有周边区缺血。利用靶心图，可以比较运动或药物负荷时，以及再分布或静息显像时的变黑靶心图，作出定量分析，可明确区分心肌缺血与坏死。

受检查者应注意：进行核素心肌显像检查当日早餐进素食，检查前 1～2 日停用扩张血管药物和 β 受体阻滞剂，检查当日携带油煎鸡蛋、牛奶等脂肪餐到核医学科；患有支气管哮喘者不建议做药物负荷试验（腺苷、潘生丁）。

3. 核素心肌灌注显像和多排 CT 及冠状动脉造影的区别

核素心肌灌注显像和多排 CT 及冠状动脉造影均可用于诊断冠心病。核素心肌灌注显像主要显示心肌有无缺血，心肌细胞功能是否正常。而多排 CT 和冠状动脉造影主要显示冠状动脉有无斑块、钙化及狭窄。打个比方说：冠状动脉好比灌溉的水渠，心肌好比水稻，因此，核素心肌灌注显像就是观察水稻的长势（心肌有无缺血），而多排 CT 及冠状动脉造影则是观察水渠是否有堵塞（水渠有无阻塞）。

（本节编写：滕中华、王莉慧、肖敏、周桂芳）

第四节 溶栓疗法

一、溶栓疗法的定义

心肌梗死患者的死因，多数是由于泵功能衰竭或与其相关的致命性心律失常或心脏破裂，显然，这些情况都是大面积心肌坏死的后果。业已证明，心肌坏死的数量是决定患者预后最主要的因素。限制心肌坏死范围的最有效方法是早期恢复冠状动脉血流。如能在急性心肌梗死早期将冠状动脉再通，使心肌重新得到充足的血液灌注，就能阻止梗死范围的扩大。

急性心肌梗死病人使心肌得到再灌注的方法主要包括介入治疗和溶栓疗法，溶栓疗法作为早期就开展的心肌再灌注治疗手段一直沿用至今，随着介入治疗技术的普及，溶栓疗法受到一定的冲击，但由于它的方便、快捷等优点，一直还是作为急性心肌梗死病人心肌再灌注治疗的主要治疗手段。

所谓溶栓疗法就是溶解血栓的治疗方法，即在急性心肌梗死的早期使用具有溶解血栓作用的药物，将血栓溶解，使冠状动脉再通，使心肌重新得到血液灌注。常用的溶栓药物有链激酶、尿激酶、组织型纤溶酶原激活剂等。溶栓疗法根据用药途径可分为冠状动脉内溶栓及静脉内溶栓两种。冠状动脉内溶栓是先用导管经动脉插入冠状动脉再注射尿激酶或链激酶，使冠状动脉内的血栓溶解，其成功率较高。但是由于冠状动脉内溶栓需要进行动脉插管，可能会延搁一定时间，因此近年来多采取静脉内溶栓。静脉内溶栓治疗不需插管，而且可在一般医院内进行，甚至可在救护车中进行，因此使用更为广泛。

二、溶栓治疗的适应证

溶栓治疗的适应证包括：年龄小于 70 岁的患者，心电图为 ST 段抬高型的心肌梗死心电图表现，胸痛 6 小时内效果为最佳。年龄太大的患者溶栓的风险明显增高，因此，通常以 70 岁为年龄的上限。非 ST 段抬高型的心肌梗死患者禁用溶栓疗法，这是因为通常认为非 ST 段抬高型的心肌梗死患者多为冠脉的不完全闭塞，其血栓成分多为以血小板为主的白血栓，对溶栓药物反应差，溶栓药物具有潜在的促凝作用，可能使原来尚未闭塞的血栓形成完全闭塞性血栓以阻塞血管，导致病情恶化。因此，非 ST 段抬高型的心肌梗死患者禁用溶栓疗法。起病时间越短，溶栓的效果越好，因此，胸痛 6 小时内溶栓效果为最佳，超过 6 小时，溶通的概率降低。在临床上，起病在 12 小时内甚至 24 小时，如果患者还存在有明显的胸痛和心电图等急性缺血的征象，在没有急诊介入治疗的条件下，也是可以考虑静脉溶栓治疗。

三、 溶栓治疗的禁忌证

溶栓治疗的禁忌证有很多，主要是考虑到溶栓药物的出血风险。溶栓治疗的禁忌证包括：

①两周内有活动性出血（胃肠道溃疡、咯血等），做过内脏手术、活体组织检查，有创伤性心肺复苏术，不能实施压迫的血管穿刺以及有外伤史者；②高血压病患者经治疗后在溶栓前血压仍≥180/110mmHg 者；③高度怀疑有夹层动脉瘤者；④有脑出血或蛛网膜下腔出血史，>6 小时至三个月内有缺血性脑卒中（包括 TIA）史；⑤有出血性视网膜病史；⑥各种血液病、出血性疾病或有出血倾向者；⑦严重的肝肾功能障碍或恶性肿瘤等。当然，以上这些包括绝对禁忌证和相对禁忌证，在实施溶栓治疗前，医生都需要根据患者病情详细评估溶栓治疗的风险。

四、 溶栓治疗的优缺点

溶栓疗法有其方便、快捷的优点，尤其在短时间内介入治疗无法实施的情况下，溶栓治疗能尽早地开放血管，使缺血心肌更早得到再灌注，从而减少梗死面积、改善患者预后。但溶栓治疗后早期和持续开通率相对冠脉介入治疗低，90 分钟梗死相关血管的开通率为 40%～85%，溶栓后 90 分钟内梗死相关血管向前血流达 TIMI[1]3 级者约占 20%～60%。另外，溶栓治疗的出血的并发症是个不可忽视的问题，严重的患者可出现颅内出血，当然，颅内出血的概率相当低。

五、 判断溶栓是否成功的标准

溶栓治疗后医生护士会密切监测患者症状及体征，包括经常询问患者胸痛有

---

[1] TIMI 被用于评价冠状动脉造影的结果，分四个等级：0、1、2、3 级。TIMI 3 级：完全再灌注，造影剂在冠状动脉内能迅速充盈和清除。

无减轻以及减轻的程度；仔细观察皮肤、黏膜、咳痰、呕吐物、关节腔及颅内有无出血征象；反复做心电图检查，观察心电图的动态变化；反复抽血查心肌酶和肌钙蛋白等。这些都是为了观察溶栓是否有效、观察有无出现出血、心律失常等并发症。

溶栓治疗是否成功、冠脉是否再通的指标包括：①心电图抬高的 ST 段在输注溶栓剂开始后 2 小时内，在抬高最显著的导联 ST 段迅速回降≥50%；②胸痛自输入溶栓剂开始后 2～3 小时内基本消失；③输入溶栓剂后 2～3 小时内，出现再灌注心律失常，最常见的为加速性室性自主心律，也可出现房室或束支阻滞突然改善或消失、或者下壁梗死患者出现一过性窦性心动过缓、窦房阻滞等；④血清 CK-MB 酶峰提前在发病 14 小时以内或 CK 16 小时以内。

（本节编写：滕中华、王莉慧、肖敏、周桂芳）

第五节　支架植入术

一、冠脉支架

冠脉支架可以定义为：它是一种用金属材料制成的网状结构支撑体，它适应血管的形态，具有良好的可塑性和几何稳定性；于闭合状态下送至病变血管部位后，像伞一样撑张开，然后被永久地留在血管内，起到支撑血管壁的作用。如图 1-10 所示。

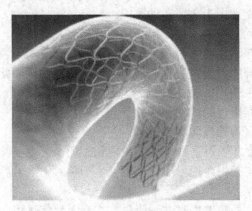

图 1-10　冠脉支架示意

支架的应用，可以降低急性血管闭塞、降低再狭窄率、获得较大的管腔面积，从而提高了球囊扩展的安全性和有效性。目前，冠状动脉介入手术中支架的植入率高达 80% 以上，随着支架工艺和设计的进步，支架已被用于复杂的冠状动脉病变、多支血管病变和小血管病变。此外，药物涂层支架其潜在的抗血栓和抗内膜增生作用进一步拓宽了支架应用的适应证。

支架的种类有很多，由于支架的设计不同，可以分为网状支架、管状支架、缠绕型支架、环状支架。根据支架材料的不同，可分为 316L 不锈钢支架、镍支架、钽支架。根据输送方式的不同，分为球囊膨胀性支架和自膨胀性支架。根据特殊用途而设计不同的支架，如适合分叉病变的支架和适合分支的支架，以及针对冠状动脉瘤或穿孔的带膜支架。

理想的支架应具备以下特性：灵活、不透 X 线、抗血栓、生物相容性好和适度的机械持久性、扩张性能可靠、支撑力好、柔韧性好、良好的覆盖病变、体表面积小、符合流体力学。当然，很难有一款支架能够完全满足上述所有特点，每种支架有各自的特点，熟悉各种支架的特性，根据患者的具体情况选择最合适的支架是介入治疗成功的条件之一。

二、冠状动脉支架植入术

冠状动脉支架植入术同样是通过冠状动脉造影的途径。通过冠状动脉造影明确了病变血管的部位，然后再插入一根尖端带有小球囊的导管，直达患者已经阻塞或严重狭窄的冠状动脉处，接着加压膨胀球囊，将其斑块压平，增加通过该动脉的血流，随后收缩撤出球囊。为了防止血管的弹性回缩等原因造成的扩张部位再狭窄，我们采用支架植入。支架是一种可展开的微型网纹状小管，用一种专门设计的球囊导管将支架递送到冠状动脉的阻塞区域，膨胀球囊以撑开支架，支架展开时可以帮助挤压斑块并紧贴动脉壁，维持动脉的通畅。一旦支架完全展开，球囊将收缩撤出，支架则永久留在动脉内。

许多患者一提到心脏手术首先想到的是开胸，其实不然，冠状动脉支架植入术属于介入手术范畴，在整个手术过程中都不会用到手术刀，出血量也很少，并且采取的是局部麻醉的方法，患者在术中是完全清醒的。因此，冠状动脉支架植入术相对安全、创伤性小。但是任何有创的手术都有其风险，支架植入术也一样，支架植入术可能出现的风险包括以下几方面。

（1）冠脉急性血管闭塞和濒临闭塞

是最严重的并发症，可造成急性心肌梗死和死亡，主要原因有冠脉痉挛，内膜严重撕裂夹层，支架内血栓形成等。可发生于手术中或术后的 6 小时内。

（2）冠状动脉穿孔

少数穿孔在术中血管造影时并不明显，在介入治疗过程中也未被发现，直至术后 8～24 小时突然出现心包填塞的症状时才被发现，严重者会出现心包填塞甚至死亡。

（3）急性心衰

原因：心梗后心脏收缩功能明显减弱，以及收缩不协调。表现：主要表现为左心衰，当右室心肌梗死时可表现为右心衰，血压下降。

（4）心律失常

原因：缺血及再灌注等。前壁心梗的病人常出现室性心律失常，如频发室早、室性心动过速或心室颤动；下壁心梗的病人常出现窦性心动过缓，房室传导阻滞。

（5）对比剂相关性肾功能损害

其预防措施包括嘱病人多饮水，根据补液量而定饮水量。肾功能不全的病人给予水化治疗，高龄或肾功能不全的病人最好使用等渗造影剂碘克沙醇，尽可能减少造影剂的用量和避免使用肾毒性药物等。

（6）外周血管出血及栓塞并发症

包括局部出血与血肿、腹膜后出血、假性动脉瘤、动静脉瘘、血栓栓塞等。

（7）其他（粥样物质栓塞，神经系统并发症）

由于病人术中全身肝素化及使用抗血小板药物及抗凝药物的原因，有0.07%接受冠脉介入术患者会发生颅内出血事件。临床表现：病人出现剧烈头痛，呕吐，血压高，甚至发生神志改变。处理：立即行颅脑 CT，如 CT 扫描显示颅内出血，应立即停用肝素、抗血小板药及抗凝药，联系神经外科行紧急开颅穿刺取血肿术。

三、　无复流现象

无复流现象是指冠脉介入治疗后虽然解除了冠状动脉血栓、痉挛等机械性梗阻因素，但血流仍持续减低或阻断，表现为造影剂排空延迟并伴有缺血症状。随着心肌微小血管灌注判定方法的广泛开展和研究的不断深入，以开通冠状动脉大血管为目的的治疗手段并不能保证心肌组织有效灌注的实现，无复流现象逐步被人们所认识。

无复流现象发生的原因主要包括以下几个方面：冠状动脉微血管收缩或痉挛；远端血栓或动脉粥样斑块碎屑栓塞；氧自由基介导的内皮损伤；细胞内或细胞间水肿或冠状动脉壁内血肿等。

研究发现，无复流现象易发生于急性心肌梗死行急诊介入治疗或溶栓治疗、梗死后心绞痛、不稳定型心绞痛、心源性休克等。近年来的研究还发现，冠脉内有大的富含脂质的斑块、高龄、高血糖、高胆固醇、代谢综合征的患者，有较高的无复流发生率。梗死相关动脉再灌注期间发生无复流主要与缺血时间、缺血程度和梗死面积及再灌注时间的长短有关。另外，严重狭窄、钙化、溃疡病变、长病变等易发生无复流现象。

为预防和较少无复流现象的发生，医生通常会针对性地给予一些预防和处理措施。

首先在药物的应用方面，用于治疗和预防无复流的药物主要有血小板糖蛋白

Ⅱb/Ⅲa受体拮抗药、腺苷、维拉帕米、硝普钠、尼可地尔、尼卡地平和肾上腺素等。其中，血小板糖蛋白Ⅱb/Ⅲa受体拮抗药、腺苷、维拉帕米、硝普钠在2005年欧洲心脏病学会发表的《冠脉介入治疗指南》中明确用于无复流的治疗。

其次是无复流防治器械的应用：①预防栓塞的装置。由于远端血栓或动脉粥样硬化斑块碎屑栓塞是介入治疗过程中无复流发生的主要原因，因此根据具体情况针对性地应用预防栓塞装置可减少远端栓塞和无复流的发生，目前，介入治疗中预防血栓或栓塞的装置主要分为栓子保护装置和血栓抽吸装置。②主动脉内球囊反搏。能减低心脏射血负担，同时增加冠脉的血流灌注，目前，主动脉内球囊反搏被广泛应用于高危患者（急性心肌梗死并发心源性休克、严重心功能不全等）介入术前术后的循环支持，对提高手术成功率、改善患者预后具有重要作用。

四、 冠状动脉内旋切术与旋磨术

冠状动脉内旋切术与旋磨术系使用旋切与旋磨装置，将冠状动脉硬化斑块组织从血管壁切下或磨碎，通过导管排出体外，从而消除狭窄病变。术后血管内膜光滑，无撕裂，不易产生血管壁夹层或弹性回缩，血管急性闭塞率低。但手术器械昂贵、技术较复杂，并发症较多，故不是每家有介入治疗资质的医院均能执行此项操作。

具体的操作程序为：经股动脉通过导引导管将旋切导管送至冠状动脉开口处，固定旋切导管，将导丝送到病变远端血管，沿导丝送入旋切导管，使旋切刀位于病变处，旋切窗对准预切除的组织。以1个大充盈球囊，使之支撑于血管壁上，亦使斑块组织嵌于旋切窗内。启动马达，快速旋切硬化斑块，将嵌入切口筒内的斑块切成1mm左右厚度的碎片并收集于鼻式头尖的内腔中。切割结束后，将球囊降压，转换切刀筒开窗的方向朝向下一步将要切割的部位，重复上述操作步骤，经数次切割直至被切割段的血管管径或病灶切除达满意为止。然后退出导管，回收切下的标本送组织学检查。

可能出现的并发症有冠状动脉急性闭塞、痉挛、冠脉远端栓塞、穿孔、脑卒中等，发生率较低。

五、 造影剂肾病

冠脉介入治疗已经成为冠心病治疗的重要手段，尽管其技术已趋成熟，但是如何尽可能地提高手术安全、减少并发症的发生仍是医生为之努力的目标。其中，造影剂肾病就是医生们非常关注和需要积极预防的内容之一。

所谓造影剂肾病是指在介入治疗过程中使用造影剂后发生的无其他原因可解

释的急性肾功能损害。国外研究显示，造影剂肾病是住院期间获得性肾功能不全的常见原因之一，在所有药物中毒所致的急性肾衰竭病因中，造影剂仅次于氨基糖苷类抗生素，居第二位。造影剂肾病的发病机制至今尚未完全阐明，可能与肾脏血流动力学变化和肾髓质缺氧、肾小管损伤、肾小管阻塞、肾小管上皮细胞凋亡等因素有关。研究发现，年龄较大的老年人、原有肾脏损害的患者、糖尿病患者、心功能不全患者发生造影剂肾病的概率相对较高，另外，一些疑难、复杂病例在术中因造影剂用量的增加，发生造影剂肾病的风险也相对增加。

为预防和治疗造影剂肾病的发生，医生在术前会严格评估患者出现造影剂肾病的风险，对于一些高危的患者，采取相应的措施，以期防止造影剂肾病的发生。这些措施中最常用的就是水化。水化是使用最早、目前被广泛接受的有效减少造影剂肾病发生率的方法。水化可增加尿量，防止肾小管内结晶的形成，因此，术前术后医生通常会通过静脉补液的方法来促进造影剂排泄、减少造影剂肾病的发生。其次还包括一些药物的应用，如通过小剂量的多巴胺来扩展肾动脉、增加肾脏血流等。另外，造影剂的选择也很重要，目前冠心病介入治疗中使用的造影剂成分主要包括：碘原子、羧基、钠离子等，碘原子起显影作用，而解离的微粒引起肾毒性，成像质量与肾毒性之间的关系直接取决于碘原子与可溶微粒之间的比率，比率越高，成像质量越好，肾毒性越低。大量临床报道显示低渗及等渗造影剂引起造影剂肾病的发生率远低于高渗造影剂，因此目前冠心病的介入领域已基本淘汰了高渗造影剂的使用。

六、　冠脉支架植入术术前术后注意事项

冠状动脉支架植入术术前医生会向患者详细介绍手术的目的及可能存在的风险，医生在术前通过患者的病史、各项检查结果来评估患者是否需要做冠脉的介入治疗及介入治疗的风险，患者需要签署手术同意书。术前，护士会将患者手术穿刺处的皮肤毛发清理干净，并在患者左侧的肢体上留置套管针，用于手术前后输液用。同时，还会观察患者双侧足背动脉及桡动脉的搏动情况，以用于手术部位的选择和手术前后的对比。术前常规服用阿司匹林、氯吡格雷等抗凝药物。虽然是局麻手术，通常还是会要求患者术前 4 小时禁食禁水。另外，患者自身的情绪很重要，术前保证充分的休息及睡眠，保持情绪稳定有利于手术的顺利进行。

冠状动脉支架植入术后通常需要在监护室监护一天左右的时间，如果病情平稳，医生会安排转出监护病房，当然如果是急性心肌梗死行急诊介入治疗则需要在监护室观察的时间稍长一些。医生会根据患者的情况评估患者是否需要吸氧。如果患者没有明显的心衰症状，医生都会嘱咐患者多喝水以促进造影剂的排泄，同时医生也会给患者通过静脉补液以促进造影剂的排泄和维持有效的血流灌注。患者每次喝水和排尿都应记录具体的量，术后医护人员会很关注患者的这些指

标。医生会给患者做心电图检查用于手术前后的对比观察。如果患者做得是股动脉穿刺，需要绝对平卧至少 6 小时，24 小时以后方可下地活动，但急性心肌梗死行急诊介入治疗则需要卧床更长的时间。如果患者做得的是桡动脉穿刺，有的穿刺侧手腕也需要自然平伸、勿负重，医护人员会定时给患者松解压力和观察患者穿刺处的状况。如果患者觉得穿刺处疼痛或肢体麻木、胀痛、皮肤发紫或苍白等应及时告知医护人员。

（本节编写：滕中华、王莉慧、肖敏、周桂芳）

第六节　冠状动脉搭桥手术

一、对搭桥手术不用"谈虎色变"

搭桥手术这个词可能我们很多人都听说过，如果患者需要做这个手术时通常内心都会不同程度地感到焦虑，因为这是一种需要在全身麻醉状态下开胸才能完成的手术，患者对手术安全充满了忧虑。

张老伯患高血压多年，半年前出现反复胸痛，运动后加重。医生怀疑他得了冠心病，建议他做冠脉造影检查。结果发现，张老伯的冠状动脉有好几处严重狭窄，必须尽早行冠脉搭桥术。然而，当张老伯听医生说这手术要开胸、要在心脏上动刀时，一下子懵了，坚决拒绝接受治疗。不料没过几个月，张老伯就发生了急性心肌梗死。王妈妈今年 70 岁，一年前被确诊为冠心病，冠脉有多支血管病变，也被告知需"搭桥"。好在王妈妈是个乐观的人，和子女商量之后，她同意做手术。手术进行得非常顺利，两周后，王妈妈便出院了。一年过去了，王妈妈健康地生活着，能做家务能逛街，胸痛再也没犯过。

冠心病的典型症状是心绞痛。当冠状动脉病变较轻时，可能仅在剧烈活动后出现心前区闷胀痛，左臂或上腹部阵发性疼痛。病情严重时，则连吃饭、穿衣等轻微活动，都会引发严重的心绞痛。病情若再进展，则可能发生心肌梗死和猝死。一般地说，当冠状动脉管腔狭窄小于 50% 时，对血流的影响不大，患者可无症状。当冠状动脉管腔狭窄达到 75% 时，会因血流明显受阻而导致心肌缺血，出现心绞痛症状。

目前治疗冠心病的方法主要有"支架植入"和"搭桥"两种。对冠状动脉单支、局限性病变，可选择支架植入，该方法创伤小、恢复快。对有冠状动脉多支血管病变、弥漫性病变，以及合并瓣膜病变、室壁瘤的冠心病患者而言，冠状动脉搭桥术是当今国际上公认的最有效的治疗方法。该手术开展数十年来，已为无数冠心病患者解除了病痛。

事实上，冠状动脉搭桥手术开始于 20 世纪 60 年代，至今已有几十年的历史，技术逐步成熟，通过这一手术方法挽救了无数冠心病患者的生命。然而，不少心外科医生也遗憾地看到，由于对搭桥手术的不了解和心存恐惧，不少患者选择放弃手术，非常可惜。实际上，除去麻醉、体外循环等术前准备时间，医生搭一个"桥"通常需要的时间很短。目前国内外文献报道总的手术死亡率在2%左右。

二、冠状动脉搭桥术的定义

我们知道冠心病的冠状动脉狭窄多呈节段性分布，且主要位于冠状动脉的近中段，远段大多正常。所谓冠状动脉搭桥术就是在冠状动脉狭窄的近端和远端之间建立一条通道，使血液绕过狭窄中段而到达远端，如一座桥梁使公路跨过山壑江河一样畅通无阻。不过所用的材料不是钢筋水泥，而是患者自己的大隐静脉、乳内动脉、胃网膜右动脉等。例如将小腿或大腿上的大隐静脉取上，一端与冠状动脉狭窄远端吻合，一端与升主动脉吻合，也可同时在一根静脉上开几个侧孔分别与几支冠状动脉侧侧吻合，这就是所谓的序贯搭桥或蛇形桥。

手术前必须做冠状动脉造影检查，以明确冠状动脉狭窄的部位和程度，据此决定搭桥的数目和位置。还要做超声心动图、心电图、肺功能、肝功能、肾功能、大小便常规等检查，以了解全身各脏器的功能状况。此外，术前还要严格控制感染，停用阿司匹林等药物，练习腹式呼吸，避免精神过度紧张等。

通过冠状动脉搭桥术，能让心脏搏出的血从主动脉经过所架的血管桥，流向因引起狭窄或梗阻的冠状动脉远端而到达缺血的心肌，从而改善心肌的缺血、缺氧状态。这样，主动脉的血液就可以通过移植血管（桥血管）顺利到达冠状动脉狭窄病变远端，恢复缺血心肌的正常供血，达到解除心绞痛、改善生活质量、防止严重并发症的目的。

冠状动脉搭桥手术是一项心脏开放性手术。手术将会分两部分同时进行，一为心脏本身的手术，二为旁路血管的取材手术。有个别病人会有多条冠状动脉阻塞，则需建立多条旁路，可用于"搭桥"的血管通常是大隐静脉、乳内动脉、胃网膜右动脉、桡动脉、腹壁下动脉等。

一般认为，静脉桥的10年通畅率为60%～70%，动脉桥的远期通畅率会更高。但由于人体动脉数量有限，且有些动脉因容易痉挛、管腔太细或有病变，不适合搭桥，因此，动脉搭桥固然效果好，却并不是人人都能做。一般地说，静脉"搭桥"损伤小些，操作相对简单，但远期效果比动脉差，适用于年龄较大的患者。动脉"搭桥"损伤大，技术要求高，手术相对难一些，但远期效果较好，适用于较年轻的患者。通常，80岁以上的老人单独用大隐静脉搭桥；60岁以下者，可考虑动脉搭桥；60～80岁者，可用一根乳内动脉加大隐静脉搭桥。手术在全身麻醉、心脏跳动或停跳的情况下进行，一般需2～3小时。

三、 冠脉搭桥手术的适应证

既然冠心病的治疗方法有多种，哪些患者适合冠脉搭桥手术呢？①左主干病变：按照国内外的指南，冠脉搭桥手术是治疗左主干病变的首选。因为左主干一旦发生堵塞或再狭窄，可能会致命，为了缩小风险，最好选择搭桥。②三支血管病变：病变血管较多，如果选择介入治疗，要放很多支架，这会使再狭窄、发生血栓的概率大大增高。而且，患者的经济负担也较重，因此，三支血管病变也是冠脉搭桥手术的适应证。③伴有心功能不全和伴有糖尿病的冠心病患者以及抗血小板药物过敏的患者等也可以选择冠脉搭桥手术，然而，如果患者有呼吸系统的疾病，接受全面麻醉可能会有危险，不适合接受常规体外循环搭桥，而应选择介入治疗。

四、 冠脉支架植入术和搭桥手术利弊比较

冠脉支架植入术是治疗冠心病一项很"时髦"的方法，治疗冠心病主要有药物治疗、搭桥手术及支架植入三种方式，三种方式各有利弊。服药并不能改变血管狭窄的状况，但药物仍是冠心病治疗的基础及重要手段。冠脉搭桥手术是场"大仗"，可以解决严重的冠状动脉病变，但需要全身麻醉，气管插管，体外循环，手术时间长，住院时间长。而支架植入只需局部麻醉，只要在大腿股动脉或手臂的桡动脉穿刺即可。

当然，并不是所有冠心病患者都适宜进行支架介入，血管弯曲、完全闭塞、分叉口、左主干狭窄做介入就比较困难。支架植入也存在自身的缺点，比如再狭窄的问题。介入治疗有三个里程碑：第一个是球囊扩张技术，其血管再狭窄率达30%～40%；第二个就是普通支架，它的早期成功率高，引起并发症的概率低，而且简单易行，效果突出，但缺点是，在六个月的周期时，差不多有30%的再狭窄率；第三个就是涂药支架技术，将再狭窄率降到了5%左右。介入治疗的再狭窄原因，是脂肪沉淀物的再次堆积或者是动脉血管壁伤口处组织细胞的过度生长。涂药支架就是在支架上涂抹适当药物来达到防止细胞再生的目的，所携带的药物能够维持一个月的时间，术后第一个月正是细胞生长的时间窗，此时间内控制细胞的生长，再狭窄的可能就很微小。再狭窄的高危人群最好选择涂药支架。易发生再狭窄的高危人群是指有糖尿病、小血管（血管内直径小于等于2.5毫米）、长段狭窄及血管开口、分叉地方狭窄的人。

冠脉搭桥手术主要用于左主干病变及严重三支血管病变的患者，可改善这部分病人的生存率、缓解症状和增加运动耐受力。在冠脉搭桥术后5年，大约3/4的患者能避免心脏缺血事件的发生，即猝死、急性心肌梗死或心绞痛复发；约一

半的患者能维持 10 年，15% 的患者可维持 15 年或更长的时间。

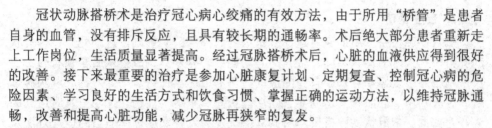

五、冠脉搭桥术后注意事项

冠状动脉搭桥术是治疗冠心病心绞痛的有效方法，由于所用"桥管"是患者自身的血管，没有排斥反应，且具有较长期的通畅率。术后绝大部分患者重新走上工作岗位，生活质量显著提高。经过冠脉搭桥术后，心脏的血液供应得到很好的改善。接下来最重要的治疗是参加心脏康复计划、定期复查、控制冠心病的危险因素、学习良好的生活方式和饮食习惯、掌握正确的运动方法，以维持冠脉通畅，改善和提高心脏功能，减少冠脉再狭窄的复发。

1. 饮食

首先饮食是一个可以纠正的危险因素，因此，冠脉搭桥术后的患者在饮食方面要引起重视。

（1）注意优质蛋白质的补充

每天保证鸡蛋 1 个，瘦肉 50g，鱼肉 50g 和适量豆制品。

（2）低脂饮食

膳食中应限制动物脂肪的摄入，烹调时，多采用植物油，胆固醇限制在每日 300 毫克以下。降脂食品首选豆制品。黑木耳有抗血小板凝聚、降低血脂和阻止血胆固醇沉积的作用。荞麦、燕麦、大麦是降血脂的佳品，能降低血胆固醇、逆转脂肪肝。高血脂造成病人血液黏稠，形成动脉斑块，引起动脉硬化，所以要严格控制脂肪和胆固醇的摄入。尽量不要选用肥肉、动物油、巧克力等食物，选用植物油。多食鱼肉，内含不饱和脂肪酸，有防止动脉硬化的作用。另外，甲鱼、大蒜、海带、鲜牛奶、红辣椒都能降低胆固醇，而动物内脏、脑、蛋黄、鱼子等要少食用，其胆固醇含量较高。

（3）维生素和纤维素

水果和蔬菜中含有丰富的维生素、钾、镁，这些物质可维持心肌的营养和脂类代谢，维生素可减少胆固醇在肠内的吸收，有利于预防冠心病，还可以防治便秘。食物纤维主要来源有粗粮、芹菜、豆芽、草莓、菠萝、米糠等。

（4）低钠饮食

低钠饮食应少吃加盐或熏制的食品；罐制食品以少吃为宜。

（5）其他饮食上要少量多餐、避免过饱，不饮浓茶、含咖啡的饮料

忌食胀气的食物如生萝卜、干豆类，以免肠胃胀气影响心脏活动。在饮酒方面，少量饮酒可适当增加血液循环，有利于桥血管的通畅，术前不饮酒者可不必饮酒。

（6）忌食用兴奋神经系统的食物

如酒、浓茶、咖啡等。吸烟对心脏的危害极大，因为：①香烟中含有焦油、

尼古丁和一氧化碳等，这三种物质对人体危害极大；②血中一氧化碳血红蛋白浓度过高时，可使血氧浓度下降，组织供氧不足，动脉内壁水肿，内皮损伤，脂质渗入血管壁，加速动脉粥样硬化形成；③冠心病患者，吸烟可加速其病情进展和引起心脏病发作。大量吸烟可诱发室颤等严重心律失常，成为猝死的原因之一。

2. 康复运动

冠状动脉搭桥术后的康复运动也是极其必要的。必须制定运动处方，因冠状动脉搭桥病人术前症状不同，各自的心功能级别有差异，故手术后必须有医护人员个别指导康复运动且加强自身的适度适量的锻炼。任何运动处方都应以疾病诊断、健康状态、心血管及运动器官的功能状态、年龄、性别、运动史及对运动的爱好为依据。依冠状动脉搭桥术后恢复情况及有无并发症选择适当的运动方法及运动量。总之，康复运动处方要强调个体化。运动处方也称为训练运动计划。运动处方包括运动类型、强度、持续时间、频率和进展速度等。另外，出院后也要加强家庭运动锻炼。术后进行适当的运动有益于桥血管的通畅，增加心肌血量，提高心肌供血和储备力。适当运动还可减轻患者的抑郁症状，保持良好的心情。患者要根据个人的实际情况选择运动方式，以有氧运动为宜，如慢跑、步行、太极拳、骑自行车等，时间一般为 20～30 分钟，活动后以心率增加原心率的 10%～20% 为宜。术后要定期去医院复查，复查的内容包括心音听诊、胸片、心电图及血管超声。如有心悸、晕厥等不适应证应立即到医院就诊。

（1）运动类型

康复运动的目的是获得正常的体力活动能力并维持下去。是否能达到此效果，取决于几个基本因素，它包括心肺的耐受力，机体的结构（脂肪占体重的百分比），肌力与耐力，以及关节的灵活性等。冠状动脉搭桥病人术后最重要的是增强心肺的耐受力。有氧耐力活动可提高心肺的耐受力，分为两组：第一组，体力活动的特点是运动强度不大，心率变化不大，如步行，慢跑，爬楼梯，骑健身车，做各类保健操配合各种器械训练，以及打太极拳，舞太极剑等；第二组，体力活动的特点是运动强度持续较大而不易维持体力活动，如舞蹈、游戏、球类比赛等活动。

（2）运动强度

运动强度是指一定时间内的运动量。提高心血管系统的耐力需要一定强度的运动。运动强度需要适当的监测来确定是否适宜，它是设计运动处方中最难的部分。在医学康复学中，运动强度可根据心率、最大摄氧量、自觉疲劳程度等来表示的代谢指标来确定。在这些指标中，最大摄氧量实施起来最困难。心率和运动强度之间呈线性关系，并成正比。但冠状动脉搭桥术病人术后要长期地服用药物，如钙拮抗剂对心率有影响，不能客观地反映运动强度。我们建议冠状动脉搭桥术后的病人应用谈话运动水平来掌握运动强度。谈话运动水平：在运动时谈话而不伴有明显气短的运动强度，即为产生训练的适宜运动强度。如果在运动中能唱歌，说明运动强度不够大。

（3）运动持续时间

是指一次康复训练所需要的时间。可分为三个阶段：适应性活动，心肺耐力训练和松弛活动。三个阶段分别需要的时间为：5～10分钟；20～30分钟；5～10分钟。适应性活动包括屈伸关节，缓慢增加运动量等。它可避免突然高强度的运动引起心肌缺血，预防肌肉和关节的损伤。对于冠状动脉搭桥术后健康状况不佳的病人，应适当延长适应性活动。心肺耐力训练运动强度高，初参加运动的病人时间不应超过10～15分钟。松弛运动是为了减少运动后的不适感觉。在松弛运动开始时及活动过程中，心率应很快恢复正常。若松弛运动时心率恢复缓慢，则应根据情况适当降低运动强度。

（4）运动频率

是冠状动脉搭桥术后病人的运动，开始阶段我们建议进行间歇运动。间歇运动为运动和休息交替进行，但其积累的运动时间至少不应低于规定的持续运动时间，运动与休息的时间比例为1∶1。

（5）运动方式

①散步：散步时注意控制速度、距离、时间，开始时运动量要小，逐渐加大，户外散步应有家属陪同。②打太极拳：太极拳动作舒展自然，刚柔相济，动中求静，较适合冠心病病人康复锻炼，一般选择简化太极拳，开始运动量宜小，逐渐增大动作幅度，延长时间。③自然疗法：稳定期可到林中、高山、海边散步，一则运动肢体，二则呼吸新鲜空气，利于改善中枢神经系统及呼吸系统的功能。值得指出的是，要注意严格掌握运动开始时间，经医生检查确属病情稳定后，方可进行运动锻炼。另外，运动过程中，若出现呼吸困难、胸闷、胸痛，应立即服药缓解症状，稳定后送医院。

3. 心理呵护

冠脉搭桥术后，单注意身体的调理是不够的，心理的呵护更加重要。冠心病病人性格好强，手术后要注意放慢生活和工作节奏，控制情绪，遇事量力而行，切莫求之过急。否则会加重病情，并引发多种疾病。为此要更好地加强心理调节和锻炼：①改善病人的居家环境。病人的居家环境应阳光充足，温、湿度适宜，安静舒适，避免嘈杂的声音。②要面对现实，客观认识自己的能力，不要勉强做自己力所不能及的事，对不利的环境要设法躲避或学会适应。③学会忙中偷闲，保证休息，不能终日处于紧张忙碌状态，工作之余应有适当的娱乐活动，以缓解神经系统的紧张状态，可听音乐、下棋、绘画，待人要和善，不要轻易动感情，遇事保持冷静，尽量为自己创造一个和睦的生活、工作环境。④善解人意，听从劝解，不要固执己见及过分坚持个人观点、看法，术后3个月是克服手术创伤和身体康复的重要阶段，更应保持精神愉快与心情舒畅。⑤遵守规律的睡眠时间。人体内有生物钟，如果生活总是没有规律，那么各种疾病便会找上门来。可制定个人作息时间表，养成习惯，形成规律。睡前精神应放松，避免紧张情绪，可听一些轻松愉快的音乐，安排舒适的环境，如舒适的床、适当的光亮度、适宜的室温等。

4. 用药

冠状动脉搭桥术后一般要进行一段时间的抗凝治疗，其用药种类、剂量和疗程因人而异，出院前应向主管医生问清楚抗凝治疗的具体方案，所服药的名称、剂量、服药时间及注意事项等，以便回家后严格按医嘱服药。根据医嘱继续服用血管扩张剂。每次买药不能太多，夏天气温高、日照强、湿度大，药物均应在低温、避光、干燥的环境中保存，以防变质。

5. 切口的情况

切口愈合好就可以洗澡，但不要用刺激性强的肥皂，不要用力摩擦切口处皮肤。当发现切口有红、肿、胀痛的感觉或渗液时，应尽快去医院检查是否有切口感染。回家最初几周病人可能会感到切口处不舒适，打喷嚏、咳嗽、突然变换体位或长期不活动时会增加不适感。一般1～2个月以后不适感会明显改善，半年以后上述感觉就几乎消失了。冠状动脉搭桥术后腿部可能会有一条很长的切口，会感到切口两边的皮肤有轻度麻木，切口愈合也较慢，并有些不适，这是正常现象。待切口愈合后，发紧、水肿和麻木感就会渐渐消失。手术后腿部要绑弹力绷带或穿弹力袜，以减轻下肢水肿。不要两腿下垂坐在床边，以免造成或加重腿部切口水肿。为减轻下肢肿胀，坐时应将下肢抬高放在小凳上。注意无论是坐或是躺，两腿不要交叉放，以免切口受摩擦而影响其恢复。

总之，冠脉搭桥术对病人来说，是一次大手术，承担了很大的风险，不仅经历了身体上的痛苦，精神负担也很重，很多患者术后仍心有余悸，回家后总是小心翼翼，足不出户，精神过于紧张，这些都不利于疾病的恢复。因此，术后建立健康的生活方式，保持良好的心态，保持情绪稳定，不要大喜大悲，以积极乐观的态度对待疾病是非常重要的。

（本节编写：滕中华、王莉慧、肖敏、周桂芳）

参 考 文 献

[1] 张建，华琦. 冠心病基础与临床 [M]. 第一版，北京：人民卫生出版社，2008：34-188.

[2] 柯永胜，胡剑北. 冠心病倾向与冠心病防治 [M]. 第一版，南京：江苏科学技术出版社，2006：117-195.

[3] 杨玺. 远离冠心病 [M]. 第一版，北京：人民军医出版社，2006：1-239.

[4] 李富生，李敏，李洛丽等. 冠心病调养与护理 [M]. 第一版，北京：中国中医药出版社，2005：228-299.

[5] 李玲娜，从洪良. 冠心病社区护理与自我管理 [M]. 第一版，北京：人民军医出版社，2009：3-155.

[6] 石赟，关明珠. 冠心病病人生活宜忌 [M]. 第一版，石家庄：河北科学技术出版社，2006：2-137.

第二章
冠心病的家庭用药

第一节　冠心病的常用药物

一、硝酸酯类药物

硝酸酯类药物用于临床缓解心绞痛已有一百多年的历史，它们是心绞痛治疗史上最早的有效药物。该类药物可用于各类型心绞痛的治疗，由于其防治心绞痛的疗效可靠，故迄今为止仍然是应用最广泛、最常用的一线抗心绞痛药物。硝酸酯类药物通过扩张静脉系统降低心脏前负荷和心肌耗氧量，并可扩张冠状动脉，目前临床上广泛用于冠心病心绞痛和心力衰竭的治疗。静脉给药用于不稳定型心绞痛或严重心功能不全患者，长期口服主要用于慢性期的治疗，目前应用于临床的主要有硝酸甘油、异山梨酯和单硝酸异山梨酯。

1. 作用机制

硝酸酯类药物是通过与血管平滑肌上的特异性硝酸酯受体的巯基结合，转化为硝基硫醇和氧化亚氮，进而使血管扩张。硝酸酯类药物对不同血管的亲和力也不相同，对静脉的亲和力比动脉强，对大动脉又比小动脉强。因此，硝酸酯类药物目前广泛应用于心肌缺血综合征、充血性心力衰竭、高血压等心血管急、危、重症和这些疾病的慢性阶段，是心血管疾病治疗中应用最广泛、疗效最可靠的一线药物之一。

（1）降低心脏前负荷及后负荷：扩张静脉系统作用较明显，通过增加静脉容量，减少回心血量，降低前负荷，使舒张期左、右心室充盈量降低，从而使心脏射血时间缩短，室壁张力降低，心肌耗氧减少。通过扩张动脉降低后负荷，减轻左心室射血做功。

（2）改善心脏与大脑的血液循环：硝酸酯类药物扩张冠脉为"正"扩张作用。另外，硝酸酯类药物主要扩张冠脉粗大的传输血管，也可以扩张小冠状动脉及侧支血管，心肌缺血时交感活性的增加使非缺血区的血管阻力大于缺血区时，侧支血管的扩张可使血液更多地从非缺血区转移到缺血区，从而改善心肌缺血。

而且不引起"窃血现象"。

（3）降低心肌耗氧量：由于降低心脏前后负荷所致。

（4）解除或防止心脏冠状动脉、脑动脉及其他部位动脉痉挛。

（5）降低心室充盈压：改善心室功能，改善心肌供血，提高心脏排血量。

（6）降低肺楔压：有助于防治肺淤血及肺水肿。

（7）缩小梗死范围、防止再梗死：急性心肌梗死时及早应用硝酸酯类药物有助于缩小心肌梗死范围；急性心肌梗死时，冠状动脉可以自发性间歇性闭塞，有部分患者24～48小时发生"早期再梗死"，应用硝酸酯类药物后可以防止。

（8）协同作用：硝酸酯类药物和血管扩张药如肼屈嗪、钙拮抗剂、β受体阻滞剂、儿茶酚胺类药物等联合应用，有助于提高硝酸酯类药物本身及（或）其他相关药物的疗效。

（9）有研究认为硝酸酯类药物能增加血液中前列腺素E（环前列腺素），后者能对抗血小板黏附集聚，因而有抗凝及扩血管效应。

2. 临床应用

（1）心绞痛：不论是稳定型还是不稳定型心绞痛，硝酸酯类药物都是控制心绞痛发作或预防发作的一线药物。同时，也是评价新型抗心绞痛药物的标准。在心绞痛发作时，应选用起效快的药物剂型和给药方式，如硝酸甘油片舌下含服，初次给药后如胸痛未缓解，3～5分钟后可重复连续含服，但最多不超过4片，对仍不能缓解者，应排除急性心肌梗死。反复大剂量应用时需要严密监测心率和血压的改变，防止出现低血压。

对于不稳定型心绞痛的住院患者，硝酸酯类口服疗效不好，医生通常会选择静脉滴注硝酸甘油，用输液泵严格控制给药速度。静脉滴注通常从小剂量开始，逐渐加量，用药过程中严格监测血压、心率等的变化，可有效改善患者心肌缺血和心绞痛症状。

预防心绞痛的发作通常选用长效制剂，如应用硝酸甘油贴膜，口服硝酸异山梨酯、硝酸酯类缓释剂等。严重患者也可选用静脉滴注硝酸甘油。用药方法可以根据患者情况而定，如有些患者仅夜间发生心绞痛，可于睡前服用，有些患者仅白天发生心绞痛，可于晨间服用。如白天和夜间均发生，且无规律，可考虑使血液中维持一定硝酸酯浓度的方法，如间歇几小时口服或静脉持续滴注硝酸甘油。目前多半主张间歇给药治疗，因持续维持血液中高浓度硝酸酯易出现耐药性。

（2）急性心肌梗死：有人认为，静脉应用硝酸酯类只用于正发生心绞痛、高血压和泵衰竭的急性心肌梗死以及透壁性心肌梗死和变异性心绞痛之间尚不能明确诊断的患者，也有人认为，急性心肌梗死不管是否并发左心衰竭，只要无禁忌证，使用硝酸酯类都是有益的。后者的见解目前被多数医院接受。因此，目前硝酸酯类仍是急性心肌梗死治疗的基本用药之一，通常采用静脉滴注的方法。急性心肌梗死静滴硝酸甘油可降低冠脉阻力，改善缺血区血流，且可提高室颤阈值，无"冠脉窃血"现象，降低肺毛细血管压力，减少左心室收缩末期和舒张末期容量，改善舒缩的协调性。除此之外，在不稳定型心绞痛和急性心肌梗死时，血小板参与发病过程，血小板的激活、聚集和血栓形成起了重要的病理生理作用，而有研究认为硝酸酯类药物能通过增加血液中前列腺素 E 而起到抗血小板聚集的作用。但硝酸酯类在急性心肌梗死患者中的应用也应该慎重，对于右室梗死以及 24 小时内服用过西地那非的患者，不能使用硝酸酯类药物。

（3）另外，硝酸酯类药物还可用于充血性心力衰竭、高血压等的治疗。

3. 常用药物

（1）硝酸甘油

硝酸甘油是最为大众熟悉的硝酸酯类药物，有普通片剂、缓释片剂、长效胶囊剂、注射剂、软膏剂、贴膜剂、喷雾剂等。

常规的用法如下。①舌下含服：心绞痛发作时舌下含服片剂一片，无效后可于 3～5 分钟后重复含服，通常连续含服不超过 4 片（2mg）。②口服：预防心绞痛发作，长效胶囊，1 粒/次，每 12 小时一次；缓释片，2.5mg/次，每 12 小时一次，作用可持续 8～10 小时。③经皮给药：软膏涂于胸前或前臂；贴剂贴于胸前。④喷雾给药：对着口腔向舌下黏膜喷射 1～2 次，相当于硝酸甘油量 0.5～1mg。⑤静脉用药：将硝酸甘油注射剂用生理盐水或葡萄糖注射液稀释，用泵控制给药速度，根据患者反应，从小剂量开始用药，逐步增加，停药时也应缓慢减量直至停用。

（2）硝酸异山梨醇酯

该药与硝酸甘油相似，但药效更持久，一般用法为 5～10mg，口服或者舌下含服，每日 3～4 次。

（3）单硝酸异山梨酯

缓释剂型治疗稳定型心绞痛，可短期或 1 年以上长期应用，具有规律的治疗浓度和良好的 24 小时抗心肌缺血作用，较少产生耐药性。该药无肝脏首过效应，因此，不良反应相对较少。

硝酸酯类药物主要的不良反应包括低血压和轻度的心率增快，因此，血压和心率是医护人员密切监测的指标。有些患者还会出现头痛、面色潮红、发热感，多见于开始使用的患者，轻重程度因人而异，轻者可以耐受，重者需要使用镇痛药、减少硝酸酯类药物的使用剂量甚至停用。多数患者头痛症状会在使用一段时间后逐渐减轻，不影响正常用药。

硝酸酯的耐受性：长期应用硝酸酯类药物所面临的主要问题是会产生硝酸酯耐受性。其不仅表现为在抗心绞痛和血液动力学效果方面，而且也表现在抗血小板的疗效方面。因此，这些方面的作用，随着对用药时间的延长而减弱。应用各种类型的硝酸酯制剂，持续维持血中的药物浓度会产生耐受现象。虽然其出现迅速，但经短时间的无硝酸酯间期后对药物的反应性容易恢复。

二、抗血小板药物

血小板聚集，与血浆纤维蛋白原结合，形成血栓，这是冠脉内血栓形成的过程，因此，抗血小板凝集对冠心病是非常重要的。血小板有其黏附、聚集的特性，抗血小板药物主要通过抑制血小板的黏附、聚集和释放功能从而抑制血栓形成。

1. 作用机制

目前临床上应用的血小板抑制剂主要包括以下几个方面：①抑制血小板环氧合酶，以阿司匹林为代表；②二磷酸腺苷受体（ADP）拮抗剂，以噻氯匹定和氯吡格雷为代表；③血小板糖蛋白Ⅱb/Ⅲa受体拮抗剂，包括替罗非班、依替巴肽等；④环磷酸腺苷系统，代表药物有双嘧达莫和西洛他唑。

2. 临床应用

抗血小板药物是目前治疗冠心病、缺血性卒中和闭塞性外周血管疾病的一类常用药物，因为在急性闭塞性动脉疾病的发生中，血小板聚集占有重要的地位。最早使用的抗血小板药物是双嘧达莫、黄吡酮，随后出现抗血栓素的阿司匹林，以及血小板腺苷二磷酸受体拮抗药噻氯匹定和氯吡格雷、血小板糖蛋白Ⅱb/Ⅲa受体拮抗剂、前列环素等药物。阿司匹林最初用于解热、抗炎、镇痛及治疗风湿热等疾病，疗效显著，近些年发现，阿司匹林还具有抗血小板的作用，目前已广泛用于预防及治疗冠心病（各类型心绞痛、急性及陈旧性心肌梗死、冠心病介入治疗后）及各种动脉血栓栓塞性疾病。

在冠心病的治疗中，无论是稳定型的冠心病还是不稳定型的冠心病，无论是冠心病的一级预防还是二级预防，抗血小板药物均为常规的治疗措施。

3. 常用药物

（1）阿司匹林

阿司匹林又名乙酰水杨酸，阿司匹林的作用机制是使血小板内环氧化酶的活性部分乙酰化，使环氧化酶失活，从而抑制血栓烷 A_2（TXA_2）生成，后者是血小板聚集的强诱导剂。阿司匹林的这种抑制作用是持久的、不可逆的，一次用药其抑制作用可持续近7天，直到骨髓巨核细胞产生新的血小板才能合成 TXA_2。但由于更新10%的血小板即可使血小板功能低下的状态恢复，故仍需要每日服用才能维持疗效。

临床上阿司匹林除了作为血小板抑制剂用于冠心病患者，最早是作为解热镇痛药应用于临床的，可缓解轻或中度疼痛，如头痛、牙痛、神经痛、肌肉痛等，也可以用于感冒、流行性感冒等退热。另外，阿司匹林也可用于风湿热、风湿性关节炎、类风湿关节炎、骨关节炎、强直性脊柱炎等的治疗。

口服阿司匹林的生物利用度为68%，口服后1～2小时血浆浓度达高峰，半衰期随剂量增加而延长，小剂量时为 3～6 小时，大剂量时为 15～30 小时。因为该药能迅速被水解为水杨酸盐，血浆结合率不高，该药经肝脏代谢后由肾脏排出。

阿司匹林最常见的副作用是对胃肠道的刺激作用，患者感到上腹部不适，剂量越大反应越强。少数患者可发生微量消化道出血，故对患有活动性溃疡的患者是禁忌的。个别患者还可产生过敏反应如出现荨麻疹、血管神经性水肿和皮炎等。

关于阿司匹林使用剂量的问题，目前比较一致的看法是：①阿司匹林作为冠心病患者长期预防性用药，宜采用小剂量 75～150mg/天；②对于已经有明确血栓形成倾向的急性冠脉综合征患者，应先给予较大剂量（300mg），以便迅速抑制血小板激活状态，后再改用小剂量维持治疗；③冠心病患者服用阿司匹林的最高剂量应在 300mg/天左右，超过此剂量并不增加临床抗栓疗效，反而明显增加其副作用。而最低剂量不宜低于 50mg/天，因目前尚无令人信服的资料证明低于此剂量在临床抗血栓方面仍然有效。

（2）氯吡格雷

氯吡格雷是一种 ADP 受体阻滞剂，可与血小板膜表面 ADP 受体结合，使纤维蛋白原无法与糖蛋白 GP Ⅱ b/Ⅲ a 受体结合，从而抑制血小板相互聚集。目前一些临床试验研究显示氯吡格雷比阿司匹林抑制血小板聚集的能力更强，耐受性更好，而且副作用更低，特别是胃肠道和颅内出血发生率明显低于阿司匹林。

氯吡格雷的常规剂量是 75mg/天，对于急性冠脉综合征患者，可采用负荷剂量的方法，即首剂口服 300mg，此后每日 75mg 维持。对于一些急性冠脉综合征患者和支架植入术后的患者，医生通常会考虑阿司匹林与氯吡格雷合用，可有效减少心血管事件的发生，对于植入药物涂层支架的患者，氯吡格雷至少需要服用一年的时间。另外，对于一些不能耐受阿司匹林治疗的患者，可以用氯吡格雷替代。

可能出现的不良反应有皮疹、腹泻、腹痛、消化不良、颅内出血、消化道出血，严重粒细胞减少，与阿司匹林相似。与阿司匹林相比较副作用更低，特别是胃肠道和颅内出血发生率明显低于阿司匹林。值得注意的是，氯吡格雷与阿司匹林合用时，对血小板的抑制作用增强，但不良反应比单用氯吡格雷发生率更高。

（3）替罗非班

替罗非班是属于对血小板糖蛋白 Ⅱ b/Ⅲ a 受体有高亲和力的强抗栓药，临床上主要用于冠心病患者行冠脉介入治疗，以防治相关的心脏缺血性并发症；用于不稳定型心绞痛或非 ST 段抬高型心肌梗死（与肝素或阿司匹林联用），预防心脏缺血事件的发生。

通常采用静脉滴注的方法，用输液泵严格控制液体速度。严重肾功能不全患者（肌酐清除率＜30ml/min），则使用剂量减半。

可能出现的不良反应有眩晕、出血、血管迷走性反射、心动过缓、过敏反应等。替罗非班半衰期短，停药后不良反应很快即可缓解。

（4）双嘧达莫

又名潘生丁，由于该药能扩张血管，最主要用于抗心绞痛治疗。后发现其抗血小板作用，可降低血小板聚集，降低血液黏度、预防血栓的形成。其对冠状动脉有较强的扩张作用，显著增加正常部位冠状动脉的血流量，但缺血区血流量不增加，故对心绞痛的疗效不确切，但长期服用可促进侧支循环，可改善心肌缺血和缺氧。

临床常用于：①人工心脏瓣膜；②携带组织瓣膜者发生栓塞迹象；③用于血栓栓塞性疾病即缺血性心脏病；④静脉制剂可用于心肌缺血的诊断性试验（双嘧达莫试验）。

不良反应包括恶心、呕吐、头痛、眩晕、皮疹、荨麻疹、瘙痒等。需要注意的是：双嘧达莫的不良反应与剂量有关，不良反应持续或不能耐受者少见，通常停药后可消除；双嘧达莫过量可引起低血压，可用血管收缩药物纠正；采用滴定给药法可以减少头痛及胃肠道不良反应发生率。

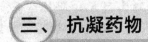

三、 抗凝药物

所谓抗凝药物是指通过抑制体内凝血系统达到抑制血栓形成的一类药物。通过抗凝可防止早期梗死扩展，阻止冠状动脉血栓向近端延伸；预防急性心肌梗死早期或晚期的再梗死、降低死亡率；防止附壁血栓形成，减少体循环栓塞；还可以促进侧支循环的建立。因此，抗凝药物在冠心病的血栓防治中一直起着重要的作用。

1. 作用机制

血栓是由纤维蛋白和血细胞组成，可发生于循环系统的各个部位。血小板活化和凝血系统的激活在血栓形成过程中均具有重要作用。凝血系统激活后产生的凝血酶是一个强有力的血小板活化因子，血小板活化后又将促进凝血过程。

抗凝血药主要是通过抑制体内的凝血系统达到抑制血栓形成的目的。抗凝药物通过干扰凝血因子、抑制凝血过程某些环节而阻滞血液凝固，各类不同的抗凝药物作用在凝血过程中的不同部位和不同环节，包括抑制凝血酶、抑制凝血酶受体、阻碍维生素 K 的代谢等等。

2. 临床应用

临床上主要用于血栓栓塞性疾病的预防与治疗，适应范围较广，包括急性心肌梗死、不稳定型心绞痛、冠状动脉介入治疗、静脉内血栓形成、肺血栓栓塞、心血管手术、体外循环、血液透析的抗凝等等。

抗凝药物的使用需要严格掌握适应证，使用前及使用的过程中应严密监测凝血功能及血小板计数等指标，防止出血并发症的发生。

3. 常用药物

（1）普通肝素

肝素在体内外都有强大的抗凝作用，静脉注射后抗凝作用立即发生，能干扰凝血过程的许多环节。普通肝素是用于治疗急性冠脉综合征的一类传统的抗凝血酶制剂，普通肝素通过稳固和加速抗凝血酶的活性发挥其抗凝作用。在冠心病患者的治疗中，普通肝素主要用于 ST 段抬高型急性心肌梗死的患者，另外，也可作为非 ST 段抬高型急性心肌梗死溶栓治疗的辅助用药。通常根据患者体重来计算给药剂量，通过静脉用药的方法，严格控制输液的速度，在使用过程中定期抽血监测 APTT 的水平。

肝素主要用于血栓栓塞性疾病，防止血栓形成，包括：①急性心肌梗死；②不稳定型心绞痛；③冠状动脉血管成形术；④静脉内血栓形成；⑤静脉血栓栓塞的预防；⑥妊娠期的抗凝治疗；⑦心血管手术、心导管、体外循环、血液透析等抗凝；⑧各种原因引起的弥散性血管内凝血等。

肝素的主要不良反应有：①局部刺激，可见注射局部小结节和血肿，数日后自行消失；②长期用药可引起出血、血小板减少、肝素抵抗及骨质疏松等；③过敏反应较少见。肝素过量引起的自发性出血为最严重的不良反应，一旦发生，除停用肝素外，应立即注射鱼精蛋白中和肝素。

（2）低分子肝素

急性心肌梗死住院的患者都有过在肚皮上注射抗凝药的经历，所注射的药物就是低分子肝素。低分子肝素是由普通肝素解聚制备而成的一类分子量较低的肝素的总称。常见的低分子肝素有：依诺肝素钠、那曲肝素钙、达肝素钠等。近年来，低分子肝素已有取代静脉用普通肝素的趋势。用低分子肝素可皮下注射，不需要开放静脉通道，同时它的最大的优点是不需要监测，按公斤体重来计算剂量。试验证明，治疗急性冠脉综合征用肝素较不用要好，肝素的疗效优于阿司匹林，二者联合应用优于单独用药，低分子肝素的效果至少等同于静脉肝素。因此，治疗急性冠脉综合征主张使用低分子肝素。

低分子肝素是通过化学或酶裂解技术从普通肝素演变而来，与其母体复合物相似，也是由大小不同的肽链组成的多糖复合物。肽链的长度越短，皮下注射后普通肝素相关性生物利用度越高，血浆半衰期越长，对激活血小板抑制作用的耐受性也越强。与普通肝素相比，低分子肝素的抗凝效果具有可预测性。因此，不必采用常规的实验室检查来监测其抗凝疗效；低分子肝素是目前认为治疗效果最为明确的一类抗凝制剂。

临床可用于：①预防和治疗深部静脉血栓形成；②预防与手术有关的血栓形成；③心肌梗死后；④不稳定型心绞痛；⑤预防冠脉介入后再狭窄；⑥肺梗死；⑦急性缺血性脑卒中等。

对于急性冠脉综合征患者，通常低分子肝素皮下注射每日 2 次，连用 5～7 天。

不良反应可见血小板减少、肝功能异常和注射部位的出血及瘀斑。因此，注射低分子肝素后不可在注射部位进行按摩、热敷等动作，以免引起局部的出血及瘀斑加重。

（3）华法林

华法林为香豆素类化合物。是一种常用的口服抗凝药物，由于其良好的吸收率及较长的血浆半衰期，使得单一剂量即可达到稳定的抗凝效果。其抗凝血作用的机制是通过竞争性对抗维生素 K 的作用，使维生素 K 不能活化，进而抑制肝细胞中凝血因子的合成，还具有降低凝血酶诱导的血小板聚集反应的作用，因而具有抗凝和抗血小板聚集功能。

临床常用于风湿性心脏病或心肌病心房或心室内血栓、动脉或静脉系统血栓或栓塞疾病、心房纤颤、肺栓塞、瓣膜术后等患者。通常为 2.5mg／天，监测凝血酶原时间直至治疗范围。该药的使用应本着个体化的原则，根据抽血化验 INR 值的结果调整用药剂量。华法林最主要的不良反应为出血，包括皮肤瘀斑、紫癜、牙龈出血、鼻出血、血尿等。少数患者可出现恶心、呕吐、腹泻、瘙痒性皮疹、过敏反应等不良反应。

服用华法林时特别要注意尽量避免吃过多富含维生素 K 的食物，如青花椰菜、菠菜、甘蓝菜、生洋葱、生芦笋、动物肝脏类（猪肝），至于药物方面以消炎药要特别注意。上述药与食物会增加药效浓度，导致引发出血，如肠胃道出血，甚至是脑出血。

四、β受体阻滞剂

β受体阻滞剂可以阻断β肾上腺素能受体，在高血压和冠心病的治疗上有重要意义。根据其作用特性不同而分为三类：第一类为非选择性的β受体阻滞剂，常用的药物为普萘洛尔；第二类为选择性的β₁受体阻滞剂，常用药物为美托洛尔、阿替洛尔等；第三类也为非选择性的，同时作用于β和α₁受体，具有扩张外周血管作用，常用药物为卡维地洛、拉贝洛尔等。

1. 作用机制

（1）抗高血压作用：伴有心排血量减少，抑制肾素释放和血管紧张素Ⅱ生成，阻断肾上腺素能受体，降低中枢血管运动活性。

（2）抗缺血作用：通过降低心率、心肌收缩力和收缩压，降低心肌耗氧量。并且使心率减慢，有利于舒张期时间延长，冠脉血液供应增加，增加心肌血流灌注。

（3）改善左心室结构和功能：通过减慢心率、降低心脏耗氧量、减少心脏做功等，从而使缺血受损心肌得到更好的休息，延缓心衰的进展，使扩大的心脏变小，进而提高心脏的泵血功能。

（4）抗心律失常作用：直接的心电生理作用为减慢心率，抑制异位起搏点的自发放电，减慢传导。

2. 临床应用

（1）心绞痛：β受体阻滞剂通过减慢心率、减慢传导、降低血压等从而减少心肌耗氧，同时可以改善舒张期冠脉血液灌注而增加心肌血供，因此，β受体阻滞剂有利于稳定型心绞痛患者的治疗。对于劳力型心绞痛，β受体阻滞剂最合适。对于不稳定型心绞痛，通常在肝素与阿司匹林抗凝的基础上加用β受体阻滞剂和硝酸盐。对于变异型心绞痛，则不主张使用β受体阻滞剂。

（2）心肌梗死：20世纪70年代，人们对于β受体阻滞剂有利于心肌梗死治疗的认识已逐渐统一。通过研究证明，β受体阻滞剂可明显减少心肌梗死患者心血管事件的发生率和死亡率。在心肌梗死急性期，β受体阻滞剂通过减慢心率、降低体循环血压和减弱心肌收缩力来减少心肌耗氧量，对改善缺血区的氧供需失衡，缩小梗死面积，降低急性期病死率有肯定的疗效。心肌梗死后长期使用β受体阻滞剂对于改善预后、降低死亡率也是有显著的益处。

（3）另外，β受体阻滞剂也可用于慢性充血性心力衰竭、高血压等的治疗。

3. 常用药物

（1）美托洛尔

美托洛尔是治疗心血管疾病最常用的一种β受体阻滞剂类药物，有普通片剂，也有缓释剂型，还有注射剂，属于选择性的β_1受体阻滞剂。用于治疗高血压、心绞痛、心肌梗死、肥厚型心肌病、主动脉夹层、心律失常、甲状腺功能亢进、心脏神经官能症、心力衰竭等。美托洛尔的使用剂量依据患者的血压而调节，心率慢、血压低时应考虑减量甚至停药。开始服用时，医生通常会给予较小剂量，根据患者的反应逐步增加剂量。因为其可能导致支气管平滑肌的收缩，因此，有哮喘病史的患者禁用，以免诱发哮喘发作。对于合并糖尿病的患者需要用β受体阻滞剂时最好选择美托洛尔等选择性的β_1受体阻滞剂，普萘洛尔等非选择性的β受体阻滞剂能延缓使用胰岛素后血糖水平的恢复，且往往会掩盖低血糖的症状如心悸等，从而延误低血糖的及时发现。但美托洛尔等选择性β_1受体阻滞药的这一不良反应较小，其干扰糖代谢或掩盖低血糖的危险性要小于非选择性β受体阻断药。

美托洛尔可能出现的不良反应有眩晕、头痛、疲倦、失眠、多梦等。用药过程中需要注意的是：①禁用于急性循环衰竭（休克、循环性虚脱）；严重低血压（收缩压＜90mmHg）；急性心肌梗死伴低充盈压（除非有持续血流动力学监测的条件下）；梗阻性肥厚型心肌病等。②开始口服的剂量宜小，根据患者的不良反应和症状缓解的情况逐步增加。不用时停用，应在7～10天逐步撤除，否则容易加重心绞痛发作。③与其他扩血管药物合用时，应酌情减量。

（2）普萘洛尔

普萘洛尔是使用最早的一类β受体阻滞药之一，属于非选择性的β受体阻滞剂，目前临床上使用较前减少。可用于心绞痛、高血压、快速性的心律失常、肥厚型心肌病、嗜铬细胞瘤等。支气管哮喘、心源性休克、心脏传导阻滞（Ⅱ～Ⅲ度房室传导阻滞）、重度或急性心力衰竭等患者慎用或禁用。

不良反应可有窦性心动过缓、房室传导阻滞、低血压、诱发及加重心力衰竭、加剧哮喘与慢性阻塞性肺疾病、精神抑郁、乏力、低血糖、血脂升高等。

用药过程中值得注意的是：①禁用于已洋地黄化而心脏高度扩大、心率不稳的患者，因其可增加强心苷类的毒性作用；②禁用于窦性心动过缓、重度房室传导阻滞、心源性休克、低血压、哮喘及变应性鼻炎患者；③老年人对本品代谢与排泄能力低，应适当调节剂量；④无心力衰竭的患者在用本药期间，一旦出现心力衰竭症状应立即停药或给患者加用强心苷类药物及利尿药；⑤应用本药的心绞痛患者突然停用本药可致心绞痛恶化甚至诱发心肌梗死，因而不可骤然停药，停药应在一段时间内分阶段进行。

（3）卡维地洛

卡维地洛可同时作用于 β 和 $α_1$ 受体，在治疗剂量范围内，兼有非选择性受体拮抗作用，但无论是对 $β_1$ 还是 $β_2$ 受体的拮抗强度均明显高于 $α_1$ 受体。具有中度扩血管和轻度膜稳定作用，在大剂量时还具有钙拮抗作用。心肌梗死动物模型证实，本品有缩小心肌梗死面积、清除氧自由基、保护心脏的作用。用于治疗心绞痛或充血性心力衰竭，可改善心肌氧供/氧需的比值和降低心脏后负荷。适用于原发性高血压，尤其适用于高血压伴缺血性心脏病者或充血性心力衰竭。

不良反应可有轻度头晕、头痛、乏力、抑郁、睡眠障碍；治疗早期偶尔有心动过缓、直立性低血压；哮喘患者可诱发哮喘发作；偶有皮肤反应如荨麻疹、瘙痒；偶有血清转氨酶升高、血小板计数减少、白细胞计数减少。

用药过程中需要注意的是：①严重心力衰竭患者、变应性鼻炎、哮喘及慢性阻塞性肺病者、心动过缓、病态窦房结综合征、Ⅱ～Ⅲ度房室传导阻滞、休克等患者禁用；②能掩盖低血糖症状并诱发低血糖，故接收降糖药物治疗的糖尿病患者应定期检查血糖；③突然站立时，如出现头晕或晕厥等低血压症状，应保持坐姿或卧姿，并及时咨询医生，如出现头晕或疲劳，应避免驾驶或从事危险性工作；④哺乳妇女应用本品时应停止授乳。

五、他汀类药物

我们知道血脂代谢异常与冠心病有着密切的关系，甚至可以说血脂代谢异常是冠心病的元凶。血脂异常时脂质在血管壁上沉积并形成斑块，称为动脉粥样硬化。斑块破裂时，局部形成血栓，可完全或部分堵塞血管，导致局部血流变慢甚至中断，引发心血管事件。病变发生在供应心脏的冠状动脉，即为冠心病，可表现为心绞痛、心肌梗死甚至猝死；病变发生在脑血管，可表现为短暂脑缺血发作、脑卒中。血脂异常还可导致脂肪肝、周围血管病、老年痴呆等。总胆固醇

（TC）升高、低密度脂蛋白胆固醇（LDL-C）升高和高密度脂蛋白胆固醇（HDL-C）降低都是冠心病的独立危险因素，总胆固醇、低密度脂蛋白胆固醇升高是导致动脉粥样硬化最重要的原因，增加患者心血管疾病的风险。他汀类药物作为最出色的降低总胆固醇、低密度脂蛋白胆固醇的一类药物，在临床上应用广泛，且目前大量研究表明，他汀类药物不仅具有调节血脂的作用，其在稳定动脉粥样斑块、防止斑块破裂、继发出血、血栓形成方面发挥着重要的作用。

1. 作用机制

他汀类药物是羟甲基戊二酰辅酶 A 还原酶抑制剂，此类药物通过竞争性抑制内源性胆固醇合成限速酶还原酶，阻断细胞内羟甲戊酸代谢途径，使细胞内胆固醇合成减少，从而反馈性刺激细胞膜表面（主要为肝细胞）低密度脂蛋白受体数量和活性增加、使血清胆固醇清除增加、水平降低。他汀类药物还可抑制肝脏合成载脂蛋白，从而减少富含甘油三酯、脂蛋白的合成和分泌。他汀类药物除具有调节血脂作用外，在急性冠状动脉综合征患者中早期应用能够抑制血管内皮的炎症反应、稳定粥样斑块、改善血管内皮功能、延缓动脉粥样硬化程度、抗炎、保护神经和抗血栓等作用。

2. 临床应用

他汀类药物作为最主要的调节血脂药物，在临床得到广泛应用。而大量的临床研究已经证实，他汀类药物在冠心病的治疗中占有重要地位，除了降低血脂外，他汀类药物对冠心病的益处涉及了许多非调脂机制，如改善内皮功能、抗炎症反应、稳定斑块等。目前他汀类药物已经成为冠心病一、二级预防药物之一。2004 年美国心脏协会修订的《慢性稳定型心绞痛诊疗指南》指出，通过降低胆固醇可明显降低心血管死亡和心血管事件的发生率，特别是心肌梗死的发生。降低低密度脂蛋白胆固醇的药物可以降低冠心病患者不良缺血事件的风险。因此，对于确诊冠心病患者包括慢性稳定型心绞痛患者，即使低密度脂蛋白胆固醇水平只轻、中度升高，也建议患者充分使用他汀类药物进行调脂治疗。

对于调脂的目标一直以来都有争议，一些学者认为低密度脂蛋白胆固醇水平降到 125mg/dL 左右，或将低密度脂蛋白胆固醇降低 25% 左右即可，进一步降低收效甚微。然而根据近期的研究认为低密度脂蛋白胆固醇降低幅度越大，临床获益越多，大幅度降低低密度脂蛋白胆固醇可阻断甚至逆转动脉粥样硬化斑块发展。

3. 常用药物

他汀类药物种类较多，常用的制剂及用量为：阿托伐他汀 10~80mg，1 次/天；洛伐他汀 20~40mg，1~2 次/天；普伐他汀 10~40mg，1 次/天；辛伐他汀 20~40mg，1 次/天；氟伐他汀 20~40mg，1 次/天。他汀类药物宜睡前服用效果最佳。

他汀类药物的不良反应多表现为消化不良、恶心、腹痛、轻微胃肠道症状等；丙氨酸氨基转移酶或天冬氨酸氨基转移酶升高等肝毒性；失眠、头痛、视觉障碍；肾衰竭；肌磷酸激酶升高、肌痛、肌无力，严重时横纹肌溶解症（横纹肌溶解症的诊断依据为肌无力、肌痛、跛行等症状）。血清肌磷酸激酶升高；肌肉活检为非特异性改变；肌电图示肌病表现；肌球蛋白尿。血清肌磷酸激酶升高标准：升高到正常高限的 10 倍以上。血清转氨酶升高标准：升高到正常高限的 3 倍以上。多项大型临床试验及药物不良反应监测的数据均提示，他汀类药物的安全性和耐受性较好，不良反应发生率较低。横纹肌溶解只是他汀类药物罕见的严重不良反应。

六、 血管紧张素转换酶抑制剂

　　血管紧张素转换酶抑制剂是目前广泛用于高血压、心肌梗死、心力衰竭治疗的一类药物，大量循证医学的证据表明，血管紧张素转换酶抑制剂用于这些患者可以显著降低病死率、延长寿命、减少心脑血管事件的发生率，具有重要的临床意义。血管紧张素转换酶抑制剂已经成为急性心肌梗死和心力衰竭的标准治疗药物之一。

　　血管紧张素转换酶抑制剂根据药代动力学特点，可分为三类：第一类，本身是活性形式，但须进一步代谢、转换，代谢产物及原药经肾脏排泄，如卡托普利；第二类，本身为药物前体，必须经肝转变为活性形式起作用，由肾脏排泄，如依那普利、贝那普利；第三类，本身即为有活性的水溶性化合物，不需要进一步在肝脏中代谢，也不与血浆蛋白结合，而是以原型通过肾脏排泄，如赖诺普利。

1. 作用机制

　　血管紧张素转换酶抑制剂通过抑制血管紧张素转换酶，使血管紧张素Ⅰ不能转化为血管紧张素Ⅱ，同时抑制缓激肽降解，使缓激肽聚积；增加一氧化氮和有血管活性的前列腺素的释放；另外，减少肾上腺素能神经末梢释放去甲肾上腺素，减少醛固酮的分泌而使水钠潴留下降，并增加肾血流量。

　　研究还表明，血管紧张素转换酶抑制剂除广泛用作抗高血压、抗心肌缺血药物外，还能改善心肌梗死后心功能。血管紧张素转换酶抑制剂虽不能直接缓解心绞痛，但可通过逆转左心室肥厚与降压降解改善心肌供氧，并且对心脏的损伤具有修复和保护作用。血管紧张素转换酶抑制可以延缓心肌梗死后心衰进展，延缓心室重构，降低死亡率。

2. 临床应用

　　心血管疾病：血管紧张素转换酶抑制剂在多种心血管疾病中的效用和临床适应证已经明确，包括急性心肌梗死、高血压、慢性心力衰竭、无症状的左心室功能异常和心血管事件的高危患者。上述疾病的患者如合并糖尿病，则得益将更多。血管紧张素转换酶抑制剂适用于治疗各类型的高血压，治疗恶性或顽固性高血压，一般均须并用血管紧张素转换酶抑制剂才能达到满意的效果。各种肾脏疾病引起的高血压、高血压伴左心室收缩功能不全、糖尿病伴高血压、心肌梗死后高血压，血管紧张素转换酶抑制剂尤为首选药。此外，血管紧张素转换酶抑制剂还能明显改善高血压伴左心室肥厚。血管紧张素转换酶抑制剂可有效地改善慢性心力衰竭患者的预后，减少心力衰竭恶化和患者死亡率。

糖尿病合并高血压：对糖尿病伴高血压的患者应用血管紧张素转换酶抑制剂比其他的传统降压药更佳，尤其以降低致死性主要终点事件发生率更显著。高血压与代谢紊乱密切相关，胰岛素抵抗可导致血糖和血脂代谢紊乱，成为心血管事件的独立危险因素。血管紧张素转换酶抑制剂可提高患者对胰岛素的敏感性，改善胰岛素抵抗。赖诺普利对胰岛素增敏作用最强，卡托普利、依那普利、奎那普利、贝那普利和雷米普利次之，西拉普利虽无增敏作用，但仍可改善葡萄糖诱发的胰岛素反应。值得注意的是，还可以降低甘油三酯和提高高密度脂蛋白胆固醇。血管紧张素转换酶抑制剂类药物已被证实可以减少糖尿病微血管和大血管并发症，在胰岛素抵抗的高危人群中，应用血管紧张素转换酶抑制剂还可以防止新发糖尿病的出现。

肾脏疾病：血管紧张素转换酶抑制剂能降低肾血管阻力，增加肾脏血流，促进钠和水的排泄。其扩张肾小球出球小动脉的作用超过扩张入球小动脉的作用，因此，肾小球滤过率保持不变或轻度下降。血管紧张素转换酶抑制剂能够预防糖尿病患者微量白蛋白尿进展成为大量蛋白尿并延缓肾功能损害的进展，对各种非糖尿病肾病患者也有类似作用。血管紧张素转换酶抑制剂通过多种机制如改善肾小球内高压、高灌注及高滤过，改善肾小球滤过膜选择通透性而减少尿蛋白排泄，抑制肾脏细胞增生，阻止肾小球硬化过程，有保护肾脏的作用。

3. 常用药物

血管紧张素转换酶抑制剂药物种类较多，常用的药物有卡托普利、依那普利、贝那普利、培哚普利、赖诺普利、雷米普利等。用药的剂量通常从小剂量开始缓慢加量，密切关注血压的变化。

血管紧张素转换酶抑制剂的副作用发生率较低，在大规模的临床研究中，不良反应发生率低于10%。大量研究证实，血管紧张素转换酶抑制剂与其他类型抗高血压药物降压作用相当，其特点是作用平稳，副作用少，易为老年人耐受。可能出现的副作用包括：①咳嗽，咳嗽是最常见的副作用，通常为干咳，尤其多见于妇女和老年人，常发生在用药早期，大部分人可自行消失，少部分人咳嗽症状须停药方可消失；②血管神经性水肿，通常发生在用药早期，与咳嗽一样，与缓激肽的聚积有关；③首剂低血压，血管紧张素转换酶抑制剂治疗高肾素性高血压可因"首剂效应"发生低血压，尤易发生于已应用利尿剂的严重心衰、重度高血压患者；④肾功能损害，可有肌酐、尿素氮暂时性增高；⑤高钾血症，高钾血症的发生机制是血管紧张素转换酶抑制剂抑制醛固酮释放所致；⑥味觉障碍、粒细胞减少、皮疹等。

高钾血症、主动脉狭窄、肾性高血压（双肾动脉狭窄、单肾动脉狭窄伴另一侧肾切除）、肾衰竭、严重阻塞性心肌病、妊娠患者禁用。妊娠高血压患者绝对禁用血管紧张素转换酶抑制剂，因可影响胚胎发育，使胎儿宫内生长迟缓，羊水过少，新生儿肾衰及胎儿畸形。血管紧张素转换酶抑制剂在下列的情况下慎用：重度血容量减少；重度主动脉瓣、二尖瓣狭窄、限制性心包炎、心绞痛、重度充血性心衰、有血管杂音的老年吸烟者、服用非甾体类抗炎药的肾功能不全者、慢性咳嗽、育龄妇女。原因不明的肾衰竭病人使用要特别小心，因为若双侧肾动脉狭窄可促使急性肾衰竭。此外，黑种人不宜使用本药。

七、钙离子通道拮抗剂

　　钙离子通道拮抗剂是在离子通道水平选择性阻滞钙离子进入平滑肌细胞内，从而减少细胞类钙离子浓度，选择性扩张小动脉并影响平滑肌细胞的功能，是一种重要的心血管疾病治疗药物，现已被临床广泛应用。钙离子通道拮抗剂分为两大类：第1类以地尔硫卓和维拉帕米为代表，该类钙拮抗剂对心脏和血管平滑肌的作用大致相等，阻滞钙离子内流以扩张血管平滑肌，与此同时，这类钙拮抗剂减弱心肌收缩力，作用于窦房结和房室交界区的钙通道，使心率减慢和房室传导阻滞；第2类以二氢吡啶为代表，包括硝苯地平、尼群地平、尼莫地平、尼卡地平等，这类钙拮抗剂对血管平滑肌的作用远大于对心脏的作用，临床使用小剂量对心脏影响较小，可视为强力的血管扩张剂。

1. 作用机制

（1）对血管的作用

以二氢吡啶类最为明显，抑制钙离子内流，减少血管平滑肌的张力及其对内源性加压物质的反应性，而产生降压作用。钙离子通道拮抗剂扩张冠状动脉和侧支血管，增加冠脉流量，缓解心绞痛，还有保护血管内皮细胞结构和功能完整、减轻血管钙化、抗动脉粥样硬化、抑制血管平滑肌细胞增生的作用。

（2）对心脏的作用

以非二氢吡啶类地尔硫卓和维拉帕米最为明显，具有负性肌力、负性频率和负性传导作用，对缺血心肌有保护及逆转左心室肥厚作用。钙离子通道拮抗剂减少细胞内钙量，避免缺血心肌细胞坏死，起到保护作用。

（3）抗心率失常

维拉帕米可用于治疗阵发性室上性心动过速。

（4）抗动脉粥样硬化作用

钙参与动脉粥样硬化的病理过程，如平滑肌增生、脂质沉积和纤维化，钙离子通道拮抗剂可干扰这些过程。

（5）抑制血小板聚集、降低血黏度

血小板的聚集与释放反应必须有细胞外的钙参与。钙离子通道拮抗剂能抑制血小板聚集，钙离子通道拮抗剂还能抑制血小板黏附与聚集所释放的血管活性物质，减轻与防止 5-羟色胺、血栓素 A_2 等血管活性物质引起的血管痉挛。

（6）提高红细胞的变形能力，改善微循环

2. 临床应用

钙离子通道拮抗剂在临床应用广泛。可用于治疗快速性室上性心律失常；也是高血压治疗非常有效的一线用药；对于肥厚型心肌病患者，能改善左心室舒张顺应性，减轻左心室流出道狭窄；对于一些脑血管疾病患者，可通过血-脑屏障，具有对抗血管收缩和保护脑缺氧的作用，可用于治疗短暂性脑缺血发作、脑血栓形成及脑栓塞等；雷诺病时由寒冷及情绪激动引起的血管痉挛也可用钙离子通道拮抗剂来缓解。

在冠心病患者的治疗方面，钙离子通道拮抗剂对冠脉有明显的扩张作用，能够解除冠脉痉挛，降低冠脉阻力，还能够降低红细胞内钙离子的含量，恢复其顺应性，从而改善侧支循环，增加缺血心肌的供血量。减慢心率，降低血压和心肌收缩力，减少前后负荷，从而使心肌耗氧量减少，达到预防和治疗心肌缺血的目的。

（1）心绞痛

一般认为，凌晨至午前是心肌缺血发作的高峰时间，也是心肌梗死与心脏性猝死的高峰时间。在此时段内血压最高、血压波动幅度最大、心率最快，儿茶酚胺释放最多，交感神经活性最强，血管张力最高，血小板聚集性最高，因此，在抗心绞痛与抗心肌缺血治疗时，也要重视药物 24 小时的治疗作用。短效制剂必须多次给药，即使如此也很难避免凌晨的缺血高峰，因此主张使用长效制剂或控释、缓释剂型。钙离子通道拮抗剂与 β 受体阻滞剂抗心绞痛疗效相当，两者合用效果更佳。钙离子通道拮抗剂可使冠脉扩张并解除痉挛，增加冠脉血流，因此是治疗变异型心绞痛的首选用药。

（2）急性心肌梗死和心肌梗死后

研究表明钙离子通道拮抗剂（非二氢吡啶类）也有心肌梗死后的保护作用。因此在一些欧美国家，当 β 受体阻滞剂是禁忌时，可选用维拉帕米替代。维拉帕米不仅可以降压，还具有减少再梗死发生的作用。有报道认为，如果无肺淤血，地尔硫卓也可用于梗死后的患者。但二氢吡啶类用于梗死后患者时应谨慎。

3. 常用药物

（1）氨氯地平

氨氯地平是二氢吡啶类钙离子通道拮抗剂，对平滑肌的作用大于心肌。通过扩张外周动脉、降低外周血管阻力，从而降低血压。适用于慢性稳定型心绞痛的治疗，显著减少心绞痛发作频率及延长患者运动时间。也可用于轻、中度高血压的治疗，初始剂量通常为 5mg，每日 1 次，根据临床反应，可将剂量增加，最大可至 10mg，每日 1 次。

不良反应可有头痛、水肿、疲劳、失眠、恶心、腹痛、面红、心悸，少见瘙痒、皮疹、呼吸困难、无力、肌肉痉挛和消化不良。肝功能损害患者慎用。

（2）硝苯地平

硝苯地平能同时舒张正常供血区和缺血区的冠状动脉，拮抗自发的或麦角新碱诱发的冠脉痉挛，增加冠脉痉挛患者心肌氧的递送，解除和预防冠状动脉痉挛；可抑制心肌收缩，降低心肌代谢，减少心肌耗氧量；能舒张外周阻力血管，可使收缩血压和舒张血压降低，减轻心脏后负荷。常用于变异型心绞痛、不稳定型心绞痛、慢性稳定型心绞痛、高血压等的治疗。本品有普通片剂、控释片、缓释片等不同剂型。通常普通片剂每次 5～10mg，每 6～8 小时给药 1 次。硝苯地平控释片，常用剂量为 30mg，每日 1 次。硝苯地平缓释片，每次 20mg，每日 2 次。

不良反应可有心悸、面部潮红、头晕、踝部水肿，胃肠功能紊乱，尿多，肝功能异常。皮肤过敏反应，如瘙痒、荨麻疹等。严重主动脉瓣狭窄、肝或肾功能不全患者慎用；心功能减退患者慎用，孕妇、心源性休克者忌用。长期给药不宜骤停，以避免发生停药综合征而出现反跳现象，如心绞痛发作。少数患者初次服药后有首剂现象，表现为头痛、眩晕等。

八、急性心肌梗死的常规治疗

近 30 年来急性心肌梗死的治疗类型发生了显著的变化，死亡率亦有大幅度的下降。特别是 20 世纪 60 年代中期心脏监护病房（CCU）的建立，加强心电监护大大减少了由于室性心律失常所致的死亡；其后漂浮导管的引入加强了床边血流动力学监测，比较能准确地处理急性心肌梗死并发心力衰竭及心源性休克，抢救了一部分病人；再灌注治疗，冠脉内及静脉溶栓疗法和急性心肌梗死的急诊经皮介入治疗的发展，进一步提高了急性心肌梗死患者的生存率，使急性心肌梗死的治疗进入了一个新的时代。同时，药物治疗一直是急性心肌梗死治疗的重要组成部分，包括 β 受体阻滞剂、抗凝剂、血小板抑制剂、硝酸酯类及血管紧张素转换酶抑制剂等的应用。

1. 急性心肌梗死的治疗原则

急性心肌梗死的治疗应争分夺秒，就近治疗，加强住院前的就地处理。治疗原则有以下几点：①保护和维持心脏功能，挽救濒死心肌，防止梗死扩大；②缩小心肌缺血范围；③及时处理心律失常、泵衰竭和各种并发症，防止猝死，使病人不但能度过急性期，且康复后还能保持尽可能多的有功能的心肌。

2. 急性心肌梗死的治疗措施

急性心肌梗死发病突然，应及早发现，及早治疗，并加强入院前处理。治疗原则为挽救濒死的心肌，缩小梗死面积，保护心脏功能，及时处理各种并发症。

（1）监护和一般治疗

无并发症者急性期绝对卧床 1～3 天，吸氧，持续心电监护，观察心率、心律变化及血压和呼吸，低血压、休克患者必要时监测肺毛楔入压和静脉压。低盐、低脂、少量多餐、保持大便通畅。无并发症患者 3 天后逐步过渡到坐在床旁椅子上吃饭、大小便及室内活动。一般可在 2 周内出院。心力衰竭、严重心律失常、低血压等患者卧床时间及出院时间需酌情延长。

（2）镇静止痛

急性心肌梗死患者的胸痛剧烈难忍，常伴有烦躁不安、恐惧感或濒死感。剧烈疼痛使交感神经过度活动，引起循环高动力状态，心动过速、血压增高或使心排血量增加。这些均可使心肌缺血进一步加剧，梗死面积扩大。因此，控制疼痛非常重要。小量吗啡静脉注射为最有效的镇痛剂，也可用杜冷丁。烦躁不安、精神紧张者可给予地西泮口服。

（3）建立静脉通道

怀疑或已明确诊断的急性心肌梗死患者，入院后应尽快建立静脉通道，以便静脉用药。尤其伴有血流动力学不稳定（如心功能不全、心源性休克、右室梗死并低血压等）的急性心肌梗死患者，输液是重要的抢救措施之一。建立静脉通道的目的，一方面是调整血容量，另一方面是从静脉给药能迅速达到有效治疗量的血浆浓度。

（4）再灌注治疗，缩小梗死面积

再灌注治疗是急性 ST 段抬高心肌梗死最主要的治疗措施。在发病 12 小时内开通闭塞冠状动脉，恢复血流，可缩小心肌梗死面积，减少死亡。越早使冠状动脉再通，患者获益越大。"时间就是心肌，时间就是生命"。因此，对所有急性 ST 段抬高型心肌梗死患者就诊后必须尽快做出诊断，并尽快做出再灌注治疗的策略。

（5）急诊冠状动脉介入治疗

在有急诊冠状动脉介入治疗（PCI）条件的医院，在患者到达医院 90 分钟内能完成第一次球囊扩张的情况下，对发病 12 小时以内的急性 ST 段抬高型心肌梗死患者进行直接 PCI 治疗，球囊扩张使冠状动脉再通，必要时植入支架。急性期只对梗死相关动脉进行处理。对心源性休克患者不论发病时间都应行直接 PCI 治疗。因此，急性 ST 段抬高型心肌梗死患者应尽可能到有 PCI 条件的医院就诊。

（6）溶栓治疗

如无急诊 PCI 治疗条件，或不能在 90 分钟内完成第一次球囊扩张时，若患者无溶栓治疗禁忌证，对发病 12 小时内的急性 ST 段抬高型心肌梗死患者应进行溶栓治疗。常用溶栓剂包括尿激酶、链激酶和重组组织型纤溶酶原激活剂（rt-PA）等，静脉注射给药。溶栓治疗的主要并发症是出血，最严重的是脑出血。溶栓治疗后仍宜转至有 PCI 条件的医院进一步治疗。非 ST 段抬高型心肌梗死患者不应进行溶栓治疗。

（7）药物治疗

持续胸痛患者若无低血压可静脉滴注硝酸甘油。所有无禁忌证的患者均应口服阿司匹林，植入药物支架患者应服用氯吡格雷至少一年，未植入支架患者及植入普通支架者至少服用一月。应用 rt-PA 溶栓或未溶栓治疗的患者可用低分子肝素皮下注射或肝素静脉注射 3～5 天。对无禁忌证的患者应给予 β 阻滞剂。对无低血压的患者应给予肾素-血管紧张素转换酶抑制剂（ACEI），对 ACEI 不能耐受者可应用血管紧张素受体阻滞剂（ARB）。对 β 受体阻滞剂有禁忌证（如支气管痉挛）而患者持续有缺血或心房颤动、心房扑动伴快速心室率，而无心力衰竭、左室功能失调及房室传导阻滞的情况下，可给予维拉帕米或地尔硫卓。所有患者通常均应给予他汀类药物。

（8）抗心律失常

偶发室性早搏可严密观察，不需用药；频发室性早搏或室性心动过速（室速）时，立即用利多卡因静脉注射继之持续静脉点滴；效果不好时可用胺碘酮静脉注射。室速引起血压降低或发生室颤时，尽快采用直流电除颤。对缓慢心律失常，可用阿托品肌肉注射或静脉注射；Ⅱ～Ⅲ度房室传导阻滞时，可安置临时起搏器。室上性心律失常：房性早搏不需特殊处理，阵发性室上性心动过速和快心室率心房颤动可给予维拉帕米、地尔硫卓、美托洛尔、洋地黄制剂或胺碘酮静脉注射。对心室率快、药物治疗无效而影响血液动力学者，应直流电同步电转复。

（9）急性心肌梗死合并心源性休克和泵衰竭的治疗

肺水肿时应吸氧，静脉注射吗啡、速尿，静脉点滴硝普钠。心源性休克可用多巴胺、多巴酚丁胺或阿拉明静脉滴注，如能维持血压，可在严密观察下加用小量硝普钠。药物反应不佳时应在主动脉内气囊反搏术支持下行直接 PCI，若冠状动脉造影病变不适于 PCI，应考虑急诊冠状动脉搭桥手术。

（本节编写：滕中华、王莉慧、肖敏、邹艳平）

第二节　冠心病患者服药的常见困惑

一、没有胸痛也要坚持服药

王大爷是一个积极乐观的老人家，身体一直很健康。王大爷最爱跳舞，可最近跳舞时经常感觉胸闷、胸痛，休息一会儿就自行缓解了。儿子将王大爷送到了医院，经医生诊断为劳力型心绞痛。住院一星期后出院，出院时医生给王大爷开了一些调脂、抗血小板、扩冠脉等的药物。最初两个月，王大爷很听医生的话按时服药。慢慢地，王大爷觉得自己的病几乎是好了，没有胸痛过，自己也很精神，心想着老话不是说了吗，是药三分毒，既然自己觉得完全好了，那就没有必要再吃了，从第三个月开始，王大爷不愿意再服药了。这样半年过去了，王大爷偶尔感觉轻微胸闷时就自己含服一片硝酸甘油很快就能缓解，其余都与正常人无异。但前两天，王大爷突然觉得胸口憋闷感、出冷汗、手心发麻，服了几片硝酸甘油也不能缓解，家人立即拨打了120紧急送到医院，诊断为急性心肌梗死。医生立即给王大爷安排紧急冠脉支架植入术，前降支植入了两枚支架，术后恢复良好，经医生提醒，王大爷再也不敢胸痛时才服药、不痛就不服药了。

我们知道，冠心病的最主要的病理基础是冠状动脉粥样硬化，动脉粥样硬化的纤维斑块所造成的管腔狭窄、血管功能紊乱、纤维帽破裂、血栓形成，造成急性冠脉事件的发生。患者出现胸闷、胸痛的症状证明有心肌缺血发生，绝大部分原因就是冠脉的粥样斑块导致冠脉狭窄，局部心肌供血减少，导致心绞痛的发生。通常随着严重程度可由稳定型的劳力型的心绞痛慢慢进展到不稳定型心绞痛，严重时可能出现急性心肌梗死。在已知冠心病心绞痛的情况下，医生会开具一些相应的药物，以期扩张冠脉、调节血脂、稳定斑块、提高缺血心肌耐受力、营养保护缺血心肌，减少急性冠脉事件的发生。患者不仅需要规律服药，还需要定时复查，包括复查生命体征尤其血压是否平稳，心电图有无缺血改变，抽血查看有无相关药物所致的肝、肾功能及凝血功能异常等，查看血脂、血糖等的水平，对于一些病情相对严重的患者，还需要了解更多的情况，包括复查超声心动图、动态心电图等。因此，冠心病的药物治疗是一个长期的过程，绝不能有心绞痛症状就服药，无症状就停药。用药的目的是控制症状，降低急性冠脉事件发生的风险，改善预后。冠心病的药物治疗不仅需要患者规律服药，还需要配合合理饮食、适度锻炼，并且，在用药的过程中，注意监测有无相关的不良反应发生，但通常都是安全的，不良反应尤其严重的不良反应发生率极低。

二、支架植入术后，勿忘坚持服药

刘阿姨年前因为急性心肌梗死做了支架植入术，手术很顺利，在医院住了一个星期就出院了，医生给刘阿姨开了一个月的药带回家吃，并叮嘱刘阿姨一个月以后要回来复诊继续开药。一个月过去了，刘阿姨一直都很好，从没有过任何胸痛的症状，也觉得自己很精神。刘阿姨内心很庆幸自己胸痛发作时及时到医院并且听从医生建议做了紧急介入手术，手术很顺利，术后恢复也很好。到了和医生约定的复诊的日子，刘阿姨心想：反正我都放了支架了，术后也没有任何不适的症状，就不去复诊了，省得麻烦。医生开的一个月量的药吃完以后，刘阿姨自己就把药停了。这样过了快3个月的时间，刘阿姨又胸痛了，并且这次似乎比上次胸痛更严重，120救护车把刘阿姨送到医院，医生告诉刘阿姨又心肌梗死了，做造影时发现，是原来放支架的地方出现了狭窄，将冠脉堵塞掉了。刘阿姨很困惑：手术不是很成功吗？怎么会出现支架内再次狭窄呢？

我们知道，冠心病的发生通常是基于冠状动脉本身的病变，动脉粥样硬化是冠心病的主要发病机制。近年来，对动脉粥样硬化的病理生理做了大量的研究，内皮功能损失、凝血异常、脂质和血糖代谢紊乱、炎症机制的作用等得到了进一步的明确。支架植入术是通过在冠脉狭窄程度严重或闭塞的部位植入支架的办法恢复病变血管远端血液供应，但并没有从根源上缓解或解决动脉粥样硬化的进程。另外，支架植入过程中的高压扩张使局部血管内膜损伤，易导致血小板聚集，从而更易形成血栓，由于金属支架为异物，血小板常在其表面沉积，也容易诱发支架内血栓形成。所以，支架术后的病人需要坚持连续服用抗血小板制剂，预防近期和远期支架相关血栓形成。临床上，因支架内血栓导致的后果对于病人而言是非常可怕的，国外有研究表明，在病程中即使只中断数天抗血小板药物治疗，支架内血栓发生率会成倍增加。

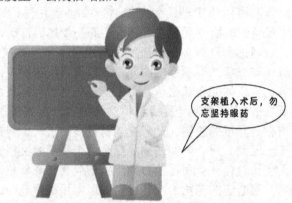

支架植入术后，勿忘坚持服药

做了支架，并不代表从此高枕无忧，一定要坚持服药，必要的抗血小板治疗，不但有助于抑制血栓形成，还可以防止没放支架的血管动脉硬化继续恶化。医生通常采用阿司匹林联合氯吡格雷的双重抗血小板治疗方案。如果患者植入的是药物支架，那至少应该用这两种药物 1 年。如果植入的是不带药物的裸支架，那他最少也应该吃这两种药 1 个月以上，如果经济情况允许可适当延长服用期。因为抗血小板药需要监测药物副作用，所以在服药期间还要定期到医院复查，在开始阶段（1～2 周左右）需到门诊复查血常规、血小板功能、凝血功能、肝肾功能等。在其后的 1 个月、3 个月、6 个月还需要定期复查。服用抗血小板药物阿司匹林及氯吡格雷要注意观察是否有出血倾向，如牙龈出血、不明原因的贫血、黑便、上消化道出血、皮肤黏膜有出血点或瘀斑等情况，如有类似情况应该立即就医检查并调整药物。

调脂药物也是必不可少。这是因为，一方面，很多冠心病患者合并高脂血症，他们需要服用降脂药控制血脂；另一方面，血管壁的粥样硬化斑块与脂质沉积密切相关，斑块内的脂质越多，体积越大，越容易破损，一旦斑块破裂就容易形成血栓。因此积极降脂治疗有助于减小斑块体积和稳定斑块。但服用降脂药的时候要注意，因这类药物主要从肝脏代谢，对肝功能不好的患者，如长期喝酒、有脂肪肝或慢性肝炎的患者，要注意定期检查。另外，由于极少数患者可能出现横纹肌溶解，因此服降脂药后定期检查肌酶也是必要的。

血管紧张素转化酶抑制剂类药物、β受体阻滞剂、钙通道阻滞剂等的服用，一定要遵从主治医生的意见，他们掌握患者的病情并决定治疗方案。决不要自以为是或听信非正规医生的劝诱而自行停药，或改吃所谓的保健药物。

因此，接受冠脉支架植入后预防再狭窄是一个长期的工作，有病变的血管好比有淤泥的管道，安装了支架后仅仅是疏通了堵塞的管道，患者身体内的大环境并没有得到根本性改善，原有的血脂异常、血管内皮损害以及其他一些致病因子，都不会因为安装了支架而改变。尤其是对于一些存在多处动脉粥样斑块病变的患者来说，冠脉支架植入术只能解决部分斑块脱落造成的局部血管堵塞或血管狭窄问题，并不能全面解除病变造成的威胁。这就是许多患者术后再次出现狭窄、病情复发的原因。要预防冠心病复发，规范的药物治疗很关键，需要服用一些药物控制冠心病的危险因素，降低再次发生冠脉事件的风险。

特别要提醒患者的是，患者在服药的同时，还要注意自我观察。个别患者在支架术后短期内又出现类似手术前的冠心病症状表现，应当及时就诊。他们很可能在支架里又有了血栓，或是在支架以外的血管部位出现堵塞情况。

三、血压正常，勿忘服用 β 受体阻滞剂和 ACEI 类药物

郭大爷曾经有二十年的高血压病史，医生给郭大爷开的降压药，郭大爷都严格按医嘱服药，也很注意监测自己的血压，因此血压控制得很理想。2月份，郭大爷突发急性心肌梗死住院，冠脉放置了两个支架，出院后郭大爷发现，自己的高血压竟然自动好了，甚至血压都有些偏低，通常是 100/60mmHg 左右。一次同学聚会上大家都各自谈到自己的健康问题，郭大爷的老同学李大爷也有高血压，而他吃的药正是郭大爷现在吃的美托洛尔和培哚普利，李大爷提醒郭大爷："这是降血压药，你的血压这么正常，再吃血压就会更低了，低血压也很危险的"。郭大爷想想觉得很有道理，就自己将这两种药给停用了，而且郭大爷发现，停用以后血压还是很好，通常 120/70mmHg 左右，就这样，郭大爷很长时间都没有再吃这两种药物。最近，郭大爷爬楼时觉得有些气喘，家住 6 楼，通常得中间休息几分钟分两次才能爬上去。郭大爷到医院找医生，医生详细询问后让郭大爷做了一个心脏彩超，结果发现，心脏比原来变大一些，瓣膜也出现了中度的反流。医生告诉郭大爷，最主要的原因就是郭大爷擅自停药。郭大爷很困惑地询问医生："这两类不是降血压药吗？我的血压控制得很好的"。医生告诉郭大爷："的确这两类药物都有降血压的效果，但用在您身上最主要的目的不是降血压，而是保护您的心脏，减少和延缓心衰发生"。郭大爷这才知道，原来根据自己的判断擅自停药的危害这么大。

很多的心肌梗死患者都有这样的经验：心肌梗死发生后血压比之前似乎下降很多，有些原本血压高的患者在不服药的情况下血压也自动降至正常了。这是因

为心肌的缺血坏死使心脏的泵血功能受到一定影响的结果。我们知道坏死的心肌最终会纤维化，形成瘢痕愈合，而这些都会导致心脏向心室重构、心衰的方向缓慢进展，心脏会逐步扩大，因为心脏结构的改变而影响瓣膜的闭合，而瓣膜的反流反过来又加重心腔的负荷，使心腔进一步扩大，从而形成恶性循环。

β受体阻滞剂作为一线高血压用药为大家所熟悉。除了适用于高血压患者，对于冠心病患者也有益。其主要作用机制是通过抑制肾上腺素能受体，减慢心率，减弱心肌收缩力，降低血压，减少心肌耗氧量，延长舒张期冠脉灌注时间，增加冠脉血流等，改善心肌对氧的需求的供、需不平衡，起到抗心肌缺血作用；抑制儿茶酚胺诱导的脂肪组织游离脂肪酸释放，改善心肌能量代谢，改善左室和血管的重构及功能；抑制血小板聚集，减少对斑块的机械应激，防止斑块破裂；降低心源性猝死的发生率。

ACEI类药物也是一线高血压用药，同时它具备很好的心肾保护作用，它可以减缓心室重构、减缓心衰和肾衰的进展，降低心血管事件发生率，降低心肌梗死后患者死亡率。

因此，临床医生对于β受体阻滞剂和ACEI类药物在冠心病尤其心肌梗死患者中的应用非常重视。除了对一些处于心肌梗死急性期伴有急性心力衰竭的患者，或者血压很低、心率过慢的患者，医生会暂缓β受体阻滞剂和ACEI类药物的应用。待患者生命体征趋稳定后，医生会从小剂量开始用药，观察患者的反应，逐步加量。当然，正因为这两类药物有降低血压的效果，对于冠心病同时伴有高血压的患者获益更多。也正因为这两类药物有降低血压的效果，因此，患者自我检测血压也很重要，医生会根据患者的心率、血压的水平来调整用药的剂量。但患者切不可因此而擅自停药。

四、 胸痛服用一片硝酸甘油不起效，不应反复服用

赵阿姨有多年的心绞痛病史，医生嘱咐赵阿姨随身携带硝酸甘油，如果感觉胸痛时含服硝酸甘油，最近赵阿姨胸痛发作次数似乎比以前更频繁了。周二中午赵阿姨又胸痛了，她赶紧拿出硝酸甘油照医生的吩咐舌下含服，服下一片似乎没有效果，赵阿姨记得医生说过可以隔几分钟再服一片，等了几分钟还是不见缓解，赵阿姨继续服用了第二片。可是，第二片硝酸甘油服下去，胸痛还是不见缓解，就这样，赵阿姨连续服了6片硝酸甘油，可是胸痛还是不见缓解，赵阿姨渐渐觉得头晕、眼花、手脚似乎也发软没力气，还差点摔一跤，幸好儿子及时发现扶住了赵阿姨。儿子发现赵阿姨脸色苍白、四肢发冷、出冷汗，急忙将她扶到床上，又赶紧拨打了120。待救护人员赶到时，测赵阿姨的血压为70/50mmHg，心电图显示急性广泛前壁心肌梗死，紧急送至医院做了急诊支架植入术，术中血压低，医生还给赵阿姨用上了主动脉内球囊反搏，术后第3天停了球囊反搏，一周后赵阿姨病情平稳出院。

  冠心病患者对于硝酸甘油并不陌生，但对于硝酸甘油的作用机制、使用时机、注意事项等却未必很清楚。

  硝酸甘油主要药理作用是松弛血管平滑肌。硝酸甘油释放一氧化氮（NO），激活鸟苷酸环化酶，使平滑肌和其他组织内的环鸟苷酸（cGMP）增多，导致肌球蛋白轻链去磷酸化，调节平滑肌收缩状态，引起血管扩张。硝酸甘油扩张动静脉血管床，以扩张静脉为主。外周静脉扩张，使血液潴留在外周，回心血量减少，左室舒张末压（前负荷）降低。扩张动脉使外周阻力（后负荷）降低。动静脉扩张使心肌耗氧量减少，缓解心绞痛。对心外膜冠状动脉分支也有扩张作用。

  硝酸甘油用于冠心病患者心绞痛发作时，舌下含服较口服起效快，每5分钟可重复1片，直至疼痛缓解。如果15分钟内总量达3片后疼痛持续存在，应立即就医。因为反复服用硝酸甘油胸痛不能缓解很有可能是发生了急性心肌梗死，这时的胸痛含服硝酸甘油是无效的，如果继续增加硝酸甘油的用量，很可能因为硝酸甘油的扩血管作用使血压降低，而低血压状态下冠脉的灌注减少，又将加重心肌的缺血。含服硝酸甘油后，患者最好处于坐位或卧位，以免因为血压降低至头晕而发生摔倒，尤其是反复服用数片时更应注意。在冠心病急性发作期时，尽量减少活动，应坐在原地或躺下保持不动，因为急性期时，患者的心脏供血本身就少，此时过度运动，会增加心脏的耗氧量。如果15分钟内总量达3片后疼痛持续存在，就应该拨打120等待救援，临床中，经常有走路或骑自行车到医院看病、走到半路症状加重的患者。这些都是不可取的。

  正确的硝酸甘油片服用方法是舌下含化，这是因为舌下毛细血管丰富，药物能迅速吸收入血发挥作用。当硝酸甘油片舌下含服时，舌尖有微辣的感觉，如发现无麻刺烧灼感即药品已经失效。生活中，因为舌下含化硝酸甘油会有烧灼感，所以一些患者便采取用水吞服药物的方法。但是，用水吞服硝酸甘油不但起效慢，而且大部分药物成分被肝脏分解，被利用率低，所以根本起不到应有的急救效果。

  硝酸甘油片有效期一般为1年时间，但是如果病人经常反复打开药瓶的盖子则会影响有效期，让有效期变短，开瓶后的硝酸甘油最好在3～6个月内使用，未用完也应丢弃。硝酸甘油片保质期的长短还与保存方法密切相关。硝酸甘油片

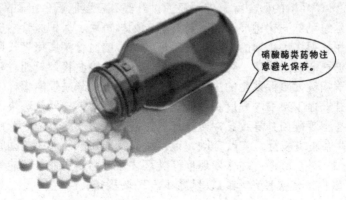

硝酸酯类药物注意避光保存。

的主要成分是硝酸甘油，硝酸甘油化学性质不稳定，遇空气、光线或遇热会缓缓分解而失效。因此，为了不使硝酸甘油片剂效价下降非常快，要非常注意保存方法。保存硝酸甘油片要注意"遮光、密封、在阴凉处（不超过20℃）"。硝酸甘油片不用别开瓶封、尽量用小包装、勿贴身携带。正确的携带方法是带在身上，比如外衣口袋里，比如伸手可及的床头。这样，患者就可以在最短的时间里，吃上救命药。

五、 血脂正常，依然要吃调脂药物

周先生患冠心病多年，一直都照医生吩咐按时服药、及时复诊，这次复诊时医生给周先生开了血脂检查单，结果显示周先生的血脂水平都在正常范围。可是，医生还是照例给周先生开了调血脂药物，这让周先生很是纳闷。很多的冠心病患者都有过同样的困扰：自己的血脂水平在正常范围或者升高不多，为什么还是要吃调血脂药物呢？

大家知道，冠心病的基本病理变化为动脉粥样硬化，冠脉内有斑块形成，导致管腔狭窄，其形成因素与血液中胆固醇的增高有着密切的关系。血脂增高是高血压、冠心病、脑血管病等疾病的重要诱因，但血脂增高不一定马上就会引起冠心病、高血压、脑血管等疾病。它有一个相当长的血管和血液的病理变化过程，当这种改变发展到一定程度时，才会引起心脑血管等疾病的发生。近些年来，人们普遍关注血脂的变化，但是，血脂检查正常的冠心病患者是否也需要用降脂药治疗，一直受到人们的质疑，也常常不被患者所重视。其实血液中血脂的水平与局部动脉粥样硬化斑块对血管的阻塞程度、斑块的稳定性并不是成绝对正比关系，也就是说，即使血液检查血脂正常，也不代表局部血管没有斑块生成。因此，只要你是冠心病、脑卒中等高危人群，医生往往会给你开出血管彩超检查，最常用的是颈部动脉彩超，初步筛查有无颈动脉粥样硬化斑块形成。或者行冠状动脉CT检查、冠状动脉造影检查，如明确是冠心病且无禁忌证，医生即建议你长期服用调脂药物。目前常用的调脂药为他汀类调脂药为主，它除了降低低密度脂蛋白胆固醇（"坏"的胆固醇）外，还通过升高高密度脂蛋白胆固醇（"好"的胆固醇）而延缓动脉硬化进展，同时具有稳定粥样斑块、保护血管内皮细胞、抗凝、抗炎作用。很多大规模的临床研究都证实，心脑血管疾病患者长期服用调脂药可明显降低冠心病患病率、死亡率、脑卒中以及心脑血管病总死亡率。

心脑血管病突发事件发生的决定因素往往取决于动脉血管内粥样硬化斑块的稳定性，而并非血管狭窄的程度。调脂药物能稳定动脉粥样硬化斑块，不稳定斑块的表面容易出现破溃并导致急性血栓形成，造成缺血性脑卒中、急性心肌梗死等严重危及生命的并发症。实践证明，他汀类药物能使已经形成的动脉粥样硬化斑块发展减缓，甚至减退，临床发现他汀类药物除调脂作用外，还能降低炎症标志物C反应蛋白，使炎性细胞的数量减少，斑块稳定，管腔扩大，可使心梗后做再通手术者病死率下降，再次心梗的发生率下降。

调脂治疗是一件长期的事情，不要期望能在短期内治愈。目前尚没有降脂治疗疗程的规定。若是患有冠心病、肥胖、糖尿病、脑卒中等高危人群，则通常需要终身治疗。因此，决不要一测血脂正常就停药，恢复原来的不良饮食习惯和生活方式，否则血脂又会反弹升高。高血脂所导致的不良后果是缓慢产生的，也不要以为目前没有明显的症状和不适而忽视对它的治疗，如果等到出现了并发疾病的症状再进行治疗，那就为时已晚了。

因此，调脂药物在冠心病的一级预防和二级预防中都占有重要的地位。也就是说，如果你是心血管疾病的高危人群，调脂药物能起到预防冠心病的作用，（即冠心病的一级预防）；如果你确诊冠心病，特别是既往有心梗史者，调脂药物可明显降低再次心梗、脑卒中等急性心脑血管事件的发生（即冠心病的二级预防）。所以，即使你血脂已降到正常水平，也应该在医生指导下坚持服用调脂药。

六、降压药、调血脂药物服用注意事项

徐阿姨有冠心病、高血压，医生给徐阿姨开了好几类药物，有调血脂的辛伐他汀片，降压的氨氯地平。徐阿姨每天上午都按时吃药，可最近隔壁的王阿姨告诉她，调血脂的药物应该晚上吃比较好，徐阿姨也困惑了，自己一直是上午吃的，难道自己服药时间错了吗？

许多患者都和徐阿姨有同样的困惑，因为合并有多种疾病，往往是开具的药物有好几种，医生的处方上有注明每日服用的次数及量，但具体到每个药物到底什么时间服用更合理呢？我们在这里给您详细地分析一下。

首先说说降压药物，一般来讲，降压药什么时候吃是最佳时间，需要根据具体的药物以及患者本身的血压特点来确定。一般是可以饭前吃的，对胃的刺激性并不大。大部分患者起床后血压就会逐渐上升，因此早上8～9点服用降压药物效果较好，如果血压控制不理想的，需要服用两次药物，每天下午3～4点加服一次。尽量避免在临睡前服用降压药物，因为通常睡眠状态下血液流动较日间缓慢，这时如果血压过低，会增加脑血栓、心绞痛、心肌梗死等的风险。服用降压药物时，切忌只是一味地遵医嘱服药，不注意监测血压，不注意复诊，而是应该自己在家监测血压，并将血压值做好记录，医生会根据患者的具体情况调整药物及用量。

再说说调血脂药物，目前，临床常用的调血脂药主要有6类：他汀类、贝特类、烟酸类、苯氧芳酸类、树脂类、胆固醇吸收抑制剂。

他汀类药物是目前使用量最大、种类最多的一线调血脂药。对于它们，一般主张晚餐时或临睡前15～30分钟时服用较好。理由是他汀类药物是抑制血液中胆固醇合成环节中的一种关键酶——羟甲基戊二酰辅酶A，这种酶主要由肝脏产生，其多少有昼夜变化，午夜最高，白天较低，它能清除血液中的低密度脂蛋

白，同时升高高密度脂蛋白，从而达到调脂作用。简言之，胆固醇主要是在夜晚合成的，因此在晚上服用他汀类药的调脂效果好。需要特别说明的是，他汀类的服药时间并不绝对。对代谢快（半衰期短，1～5h）的他汀类，如氟伐他汀（半衰期<3h）、洛伐他汀（2h）和辛伐他汀（<5h），最好晚上服用；对于代谢慢（半衰期长，14～22h）的他汀类，如阿托伐他汀（14h）、罗苏伐他汀（19h）和普伐他汀（22h），则可晚上服用也可日间服用，只需固定服药时间即可。

贝特类调脂药主要有非诺贝特，为氯贝丁酸衍生物，可抑制极低密度脂蛋白和甘油三酯的生成，并使其分解代谢增多，从而降低血低密度脂蛋白、胆固醇和甘油三酯，还能增高高密度脂蛋白。其普通片为餐时服用，而其微粒化胶囊既可在餐时，也可空腹用药。慎与他汀类药合用，因可引起肌痛、横纹肌溶解、血肌酸磷酸激酶增高等肌病，严重时应停药。

树脂类主要有考来烯胺，口服后在肠道与胆酸结合后随粪便排出，可使胆酸排出量比正常高3～4倍，每日3次饭前服，每次服粉剂4～5克。胆固醇吸收抑制剂依折麦布，每片10毫克，单用或与他汀类合用。可在一天内的任何时间服用，空腹或与食物同服均可。它不增加胆汁分泌，也不抑制胆固醇在肝脏中的合成，主要抑制小肠中的胆固醇吸收，减少了胆固醇由小肠向肝脏的转运，使肝脏胆固醇储量降低，血液中胆固醇清除增加。烟酸用于高血脂患者的辅助治疗，常与其他调脂药合用。可从每次100毫克，每日三次，渐增至每次1000～2000毫克，每日三次。该药宜饭后服用。

七、　阿司匹林服用注意事项

阿司匹林是最为大众所熟悉的抗凝药物，阿司匹林到底什么时间吃比较好呢？

我们知道，尽管乙酰水杨酸比水杨酸"友好"，但仍对胃有一定的"攻击性"，需要食物来减弱它对胃的攻击。为了更好地保护我们的胃，最好能在饭后服用阿司匹林。

普通的阿司匹林需要饭后服用，才能弱化它的攻击性。这实在是不得已而为之，因为食物在减弱阿司匹林攻击性的同时，不可避免地抵消了一部分药效。这促使我们寻求一种更好的剂型——既能在饭前服用，最大限度地保留药效，又能将对胃的伤害减到最低，这种剂型，就是阿司匹林的精确肠溶片。精确肠溶片在酸性的胃液中"自我封闭"，进入弱碱性的肠液中才溶解，被人体吸收。这样一来，阿司匹林就能与胃和平共处。不过，我们要强调精确肠溶，即药物在胃内完全不溶解，到达肠道后才精确、缓慢地释放，这样才能放心地空腹服用。一般的阿司匹林肠溶片，仍可能在胃内少量溶解，日积月累也会损伤胃黏膜，因此还是要在饭后服用。

阿司匹林对于冠心病患者来说，通常是需要长时间服用的，不能随意停用，特别是急性冠脉综合征病人和放过支架的病人。在外伤或需要手术的情况下（例如需要拔牙），则应当根据医嘱酌情停用。

刚开始服用阿司匹林时，建议最好睡前服用。因为心脑血管事件高发时段为上午 6～12 点。阿司匹林肠溶片服用后 3～4 小时后达到血药高峰，如果每天上午服药不能对事件高发时间段提供最有力的保护。加之夜间人体活动少，血液黏稠，血小板易于聚集，因此阿司匹林晚上服用更加有利。但是，对于已经服用一段时间阿司匹林的患者来说，是不是也必须固定在睡前服用阿司匹林呢？并非如此。服用一段时间以后，阿司匹林对病人形成稳定的效果，只要坚持服用，它的作用就是"细水长流"的。在这种情况下，最重要的是坚持每天服用，至于在每天的哪一个时段服用，反而是次要的了。

八、冠心病患者漏服药时的处理方法

现代人工作生活都是紧张忙碌，加之许多冠心病患者为老年人，年纪大而变得健忘，难免会出现漏服药物的现象。如果真的一时忘记了，等再想起来时，面对手上一堆的药，不知道该不该马上吞下去？吞了以后，下次服药又该什么时候吃？不少患者在复诊检查的时候经常向医生咨询这类问题，特别是老年朋友常需要服用慢性疾病药物，这些慢性病药种类多，用药规则又复杂，偏偏老年朋友也是最易忘事的一群人。

要尽量做到不漏服药，患者本人包括家属都要提醒患者按时服药，对忘事的老人，家人有必要准备有提示功能的药盒，或者派专人监督或者调好闹钟。医生通常也会考虑到这一方面，对于一些容易忘记服药的老年人，在给患者选择药物的时候，尽可能地选择一些长效制剂或者控释、缓释剂型，减少患者服药的次数，从而减少患者漏服的可能性。许多冠心病患者都合并有糖尿病、高血压等，这些都需要长期系统用药，即使血压、血脂、血糖趋向正常也不能随意停服、漏服。患者自身要高度重视，坚持按医嘱用药。

1. 降压药漏服时的处理方法

降压药通常服药是在早上 8～9 点、下午 3～4 点左右服用，通常不主张在临睡前服用。如果忘了吃药，得看是长效药还是短效药。

因为长效降压药由于半衰期（药物在血浆中最高浓度降低一半所需的时间）较长，每天只需服用一次，在服药后的 48 小时甚至 72 小时内，血液中的药物还能维持一定的浓度，所以，即使连续两三天漏服，血压也可被控制在一定范围内，因此一般不必加服，下次按时间服用即可。但是，如果漏服时间超过 72 小时，并且血压升幅较大，则应加服一次短效降压药，之后按正常周期服药。而短效降压药漏服了就麻烦得多了，漏服短效降压药往往会造成血压升高。尤其在白天，紧张的生活、工作节奏影响下，血压波动较大。若漏服时间大于两次用药间隔的一半，须立即补服，并适当推迟下次服药的时间。相比之下，夜间人体活动趋于缓慢，血压也较为平稳，漏服后则不一定要补服，除非血压有大波动。

有些患者因漏服降压药心里发慌，生怕血压飙高，干脆"二合一"，在下次服药时加量把两次的剂量合并在一起一次服用。这是绝不允许的，因为这样做有可能导致血压骤降，甚至诱发脑梗死。

2. 降糖药漏服时的处理方法

跟降压药一样，定时、定量、规律用药是保证血糖能控制得好的基本要求。即便是偶尔一次漏服药物，都有可能引起血糖的显著波动或短期内居高不下。加上糖尿病的药物必须与进食时间搭配，所以出现漏服情况很复杂。

偶尔忘记服用降糖药应及时补服。例如，本应餐前口服的磺脲类药物，吃完饭才想起来还没吃药，此时应抓紧补服，或临时加服快速起效的降糖药。但如果已到了快吃下顿饭的时间才想起来，如果补服或者和下顿饭前的药物一起服用，有可能引起低血糖。这时患者可以餐前先查血糖，如果血糖较高，可以临时增加原来的用药剂量，并把服药后进餐的时间适当后延一点，在半小时内吃饭。

3. 阿司匹林等冠心病用药漏服时的处理方法

阿司匹林通过抑制血小板之间的黏附聚集，抑制血栓形成，降低心肌梗死和脑血栓的发生。药理学研究显示，阿司匹林对血小板黏附聚集功能的抑制作用不可逆转，除非生成新的血小板，这种抑制作用将持续存在。由于血小板的平均寿命为8~12天，因此，解除阿司匹林对血小板的抑制作用至少需要停用阿司匹林7天。所以，漏服阿司匹林1~2天，对阿司匹林预防血栓作用没有明显影响，不必补充漏服的剂量，按照原剂量服用即可。即使漏服阿司匹林在3天以上，如果不是发生急性心梗或需要在近期进行冠状动脉介入治疗等特殊情况，都不需要额外补充漏服的阿司匹林剂量，只需按原剂量口服即可。

同理，做任何大小手术时，包括拔牙或做胃镜检查，需要停服阿司匹林至少7天。也就是说，手术前7天，需停服阿司匹林，以避免手术操作时手术部位渗血过多。如果患者出现了胃出血，同样需要停用阿司匹林。待手术以后，或者胃出血得到控制以后，在心血管医生指导下，根据需要继续服用阿司匹林。一般按原剂量口服即可，不必额外增加药物的剂量。

同样的，如果漏服了其他调血脂药物或者硝酸酯类等药物时，患者只需在记起时立即服用一次的用量即可，以后再按医嘱规律服用，切不可因为漏服药物而一次补充漏服的剂量。

总之，患者应尽量采取措施减少漏服药物的发生，发现漏服后，切不可在下一次服药时随意加倍剂量，以免造成严重后果。

九、 冠心病治疗是一个长期过程

李阿姨被诊断出患有冠心病2年了，一直听从医生吩咐规律服药，病情较稳定。李阿姨平时最大的爱好就是看电视。最近，她看到电视广告上有一个推荐治疗冠心病的特效药，说是可以预防冠心病发作，彻底治愈冠心病。李阿姨很是动心，如果有了特效药，能把冠心病彻底治好，那岂不是以后都不用再吃药也不用再担心会心肌梗死了吗？李阿姨抱着谨慎的态度先咨询一下医生的意见，结果医生很坚决地否定了李阿姨的这种想法，并告诉李阿姨原因，李阿姨在听了医生的解释后彻底打消了这个念头。

其实作为临床医生，每当患者问到"冠心病能否'根治'、能否'治愈'"这类问题时也觉得很伤脑筋，因为冠心病确实不像是身体上长个"疖"，可以一刀切掉永不复发，也不像是室间隔缺损那样，把缺损的位置堵上了也就彻底"根治"了。

冠心病是老年人最常见的疾病之一，是影响人民健康和长寿的主要疾病。据调查，我国人民疾病死亡的起因，癌症不是最主要的，占首位的是冠心病等心脑血管疾病。而且随着人民生活水平的进步，冠心病的发作率和死亡率还有逐年上升趋势。冠心病的病因、病理机制还存在许多不明和有争议的地方，迄今缺乏根除手段，冠脉搭桥手术或是支架植入治疗只能减轻和改善病变血管的狭窄程度，达到减轻症状的目标。为了减缓或阻止冠心病（冠状动脉性心脏病）等动脉粥样硬化疾病的进程，保证搭桥血管或是冠脉内支架畅通，必须坚持长期乃至终生的药物治疗。通过药物治疗，达到稳定冠状动脉粥样硬化斑块、扩张冠脉血管、改善营养缺血心肌代谢、减少冠脉事件发生、改善预后和降低死亡率的目的。即使如此，也不能保证冠状动脉粥样硬化不再进展，不能保证不再发生冠脉事件，但能让这种概率大幅度降低。除了药物治疗，患者饮食习惯的改变，坚持适度的锻炼，保持愉悦的心情等这些都非常重要。不要期望有一种特效药可以一次性解决问题，更重要的是综合的治疗以及患者有效的自我管理。

（本节编写：滕中华、王莉慧、肖敏、邹艳平）

参 考 文 献

[1] 李少波，姚震. 冠心病用药策略 [M]. 北京：人民军医出版社，2012：53-146.

[2] 姚占峰，鹿军，周莹等. 冠心病药物及康复治疗进展 [M]. 济南：山东大学出版社，2007：137-175.

[3] 胡大一，渝斌. 冠心病的诊断与治疗 [M]. 北京：人民军医出版社，2001：267-320.

[4] 贾玲、徐予. 冠心病的诊断与治疗 [M]. 北京：军事医学科学出版社，2009：479-511.

[5] 沈卫峰. 冠心病诊治进展 [M]. 北京：人民军医出版社，2009：72-205.

第三章
冠心病患者的家庭配餐

　　随着现代人生活节奏的加快，精神压力的增大，不科学的膳食安排以及高热量、高脂肪的食物大量充斥在我们的日常生活中，冠心病已经成为威胁人类健康的头号杀手，而不合理的膳食结构是引起动脉粥样硬化的重要因素之一。因此，要预防头号杀手的威胁，首先要从保证合理的膳食结构着手，既要吃得安心，又要吃得健康。

　　说到吃，中国人就有个吃的传统："所谓小病小补，大病大补，没事也补补；以形补形，吃啥补啥。"很多家属认为病人住院了，身体亏了，所以出院后，动不动就来个十全大补，管他缺啥，反正吃了就没错。但真的是这样吗？

第一节　膳食金字塔

　　膳食金字塔（又称为膳食宝塔，如图 3-1）是指：根据《中国居民膳食指

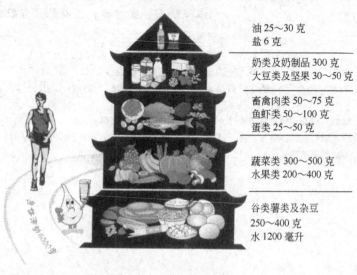

油 25～30 克
盐 6 克

奶类及奶制品 300 克
大豆类及坚果 30～50 克

畜禽肉类 50～75 克
鱼虾类 50～100 克
蛋类 25～50 克

蔬菜类 300～500 克
水果类 200～400 克

谷类薯类及杂豆
250～400 克
水 1200 毫升

图 3-1　膳食金字塔

南》和结合中国居民的膳食结构特点，为应对人体生理特征而人为设计出的一个像宝塔形状的黄金三角；它把平衡膳食的原则转化成各类食物的重量，并以直观的宝塔形式表现出来，以便于群众理解和在日常生活中实行；目的是指导群众正确地选择饮食，以保持健康的身体和减少患慢性病的危险。

　　接下来，我们来看看膳食金字塔会告诉我们些什么？

　　对于谷类、薯类及杂豆类食物（谷类包括小麦、大米、玉米、高粱等及其制品；薯类包括红薯、马铃薯等；杂豆包括除大豆以外的其他干豆类，如红小豆、绿豆、芸豆等），金字塔建议我们应该多吃，最好保持在每天 250～400g，每周 5～7 次；当然我们也可以多样化配对，粗细搭配，适量为宜。

　　而对于蔬菜和水果，金字塔建议我们每日最好食用 300～500g 蔬菜、200～400g 新鲜水果。如果深色蔬菜最好占一半以上那就更好了！

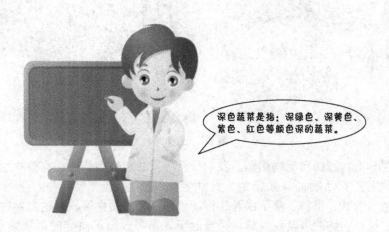
深色蔬菜是指：深绿色、深黄色、紫色、红色等颜色深的蔬菜。

　　对于肉类、水产品类、蛋类，宝塔建议每天摄入 50～75g 肉类，50～100g 水产品，25～50g 蛋类（相当于半个或 1 个鸡蛋）

　　对于乳类及大豆坚果类，宝塔建议每天摄入 300g 的液态奶，30～50g 大豆（包含 5～10g 坚果，如花生、瓜子、核桃、杏仁等）

　　对于烹调油及盐类，我们还是少吃为妙，每天摄入烹调油 25～30g，食盐不超过 6g 就足够了。

　　　　　　　　　　　　（本节编写：陈凌、林丽霞、申铁梅、黄嘉熙）

第二节　冠心病患者的饮食原则

在日常工作中，心内科医生常常被问及一个问题：这又不能吃，那又要少吃，那我们应该怎么吃才能既健康又营养呢？在肥胖症不断蔓延的当代，这个问题显得尤为重要。

一、日常食物中的营养素

1. 脂类（如图 3-2 所示）

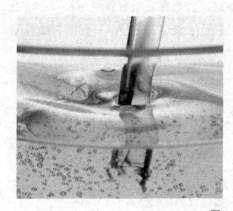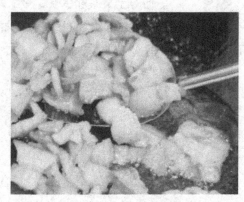

图 3-2　脂类

主要分植物脂肪和动物脂肪。我们日常涉及的植物脂肪通常有植物油等，而动物脂肪主要有动物油（如猪油、黄油等）、肥肉（包括猪、牛、羊等肥肉）、脑、骨髓、内脏、蛋黄、鱼子以及软体动物和贝壳类动物等。而这类食物主要含有大量的饱和脂肪酸以及胆固醇，过量的摄入是导致高脂血症的主要膳食因素；而高脂血症又是冠心病的主要诱因之一。有流行病学研究显示：饮食脂肪摄入总量与动脉粥样硬化症发病率和死亡率有明显的正相关性。

2. 碳水化合物（如图 3-3 所示）

主要有糖类、谷物及富含淀粉的食物等。这类食物是机体热能的主要来源，但碳水化合物一旦摄入过多，人体的消耗远小于摄入量时，多余的碳水化合物可以在体内转化生成脂肪，间接引起肥胖，并使血脂升高。

3. 膳食纤维（如图 3-4 所示）

主要来源于蔬菜和水果，如洋葱、大蒜、花菜、苋菜、芹菜、胡萝卜、苹果、草莓、柑橘等。此外，大麦、高粱、燕麦、玉米、大豆等粗粮也含有较高的

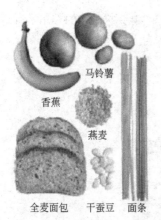
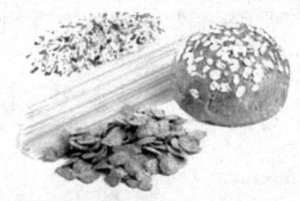

香蕉
马铃薯
燕麦
全麦面包　干蚕豆　面条

图 3-3　碳水化合物类食物

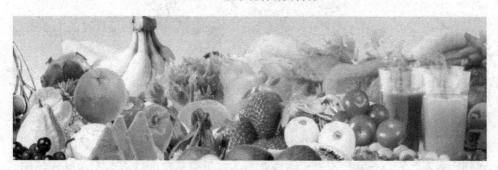

图 3-4　膳食纤维类食物

膳食纤维。

4. 蛋白质（如图 3-5 所示）

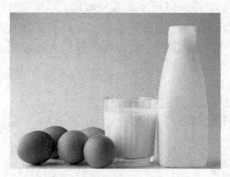
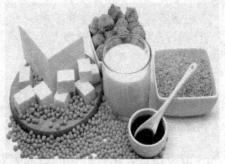

图 3-5　蛋白质类食物

　　主要分动物蛋白和植物蛋白。动物蛋白通常来源于动物的肉类等；而植物蛋白则来源于豆类、米面等。蛋白质在人体内能起到构成生物体、运输、催化、调节、免疫等作用。在动物的肉类中除了含有动物蛋白外，胆固醇和脂肪的含量也很高，因此，大量摄入动物蛋白质的同时，往往还会升高血液中胆固醇的含量。

而植物蛋白，尤其是大豆蛋白则具有降低血胆固醇和预防动脉粥样硬化的作用。有研究表明：用大豆蛋白替代动物蛋白，可使血液中胆固醇的含量下降19%左右。

5. 维生素（如图 3-6 所示）

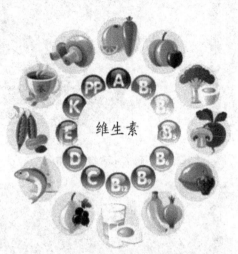

图 3-6　维生素

主要来源于蔬菜、水果等。是人和动物为维持正常的生理功能而必须从食物中获得的一类微量有机物质，对人体生长、代谢、发育起到至关重要的作用。对冠心病病人而言，主要作用有：①维生素 C，可降低血胆固醇，增加血管韧性，使血管弹性增强，脆性减少，预防出血；②维生素 E，最重要的生理功能是抗氧化作用，还能抗凝血、增强免疫力、改善末梢循环，防止动脉粥样硬化；③维生素 B_1，维生素 B_1 缺乏使心肌代谢障碍，严重可导致心衰；④维生素 PP，有抗动脉粥样硬化功效；⑤维生素 B_6，与亚油酸同时应用，能降低血脂。

上述这些都是我们日常的食物为机体带来的主要营养成分，而对于正常人而言，合理搭配食物对保障健康尤为重要，更何况是冠心病人呢！那对于冠心病人来说，怎样吃才有利于健康呢？

二、冠心病患者的饮食原则

1. 清淡饮食，倡导低盐低脂低胆固醇

我们所提倡的清淡饮食并不是只吃素食，而是提倡荤素合理搭配。对于油腻或油类加工食品，我们应该少吃或不吃；而对于重口味食品（特别咸、很甜或很辣的食物），我们也应拒绝。

　　低盐饮食：生命离不开盐，但盐吃多了，同样也会致病。正常人每日吃 6 克盐一般可以维持身体日常需求。倘若吃盐过多，会使

血液中钠离子的含量增高、血容量增加，导致水钠潴留，最终加重心脏负担，引起高血压的发生。此外，对于冠心病的患者而言，要求每天食盐总量控制在3～5克以内（如图3-7所示），既可以防控高血压又可以降低血容量，为心脏减负。那生活中我们有什么方法做到减少盐的摄入呢？以下有几个技巧可以参考。

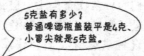

5克盐有多少？
普通啤酒瓶盖装平是4克、小冒尖就是5克盐。

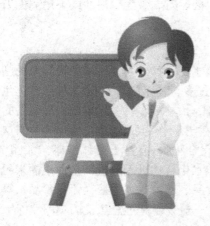

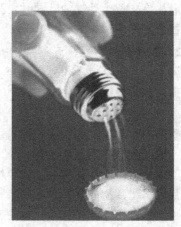

图 3-7　每天食盐总量

① 烹调菜肴时，尽可能减少烹调用盐，并适当减少味精、酱油、豆瓣酱等钠盐高的调味品或者醋、辣椒、花椒、葱、蒜等调味品及味道浓郁的蔬菜来提味，在出锅前放盐，较少的盐即可有明显的咸味，凉拌菜吃前再放盐。

② 使用控盐工具（限盐罐、盐勺），一人炒菜就用2克的盐勺取盐，一顿饭一勺，一天3勺；两口以上者用6克盐勺取盐，每人每天一勺，几口人就取几勺，放入限盐罐内，炒菜时从盐罐的小孔撒盐，一天用完即可。

③ 使用低钠盐，低钠盐含氯化钠65%，氯化钾25%，氯化镁、硫酸镁10%，作为盐的替代品，低钠盐是减少钠盐摄入量的有效措施。但值得注意的是：有些人是不能吃低钠盐的：例如肾脏病人、高钾血症（血钾≥5.5mmol/L）患者、服用卡托普利等ACEI或螺内酯等保钾利尿剂的患者。

④ 优选低盐食品，群众购买食品时，要学会看营养标签，营养标签是指食品标签上向消费者提供食品营养成分信息和特性的说明，其中包括营养成分表、营养声称和营养成分功能声称。多数产品都编码其中钠的含量，现在也有部分食品标识盐分含量。为了确定某食品的含盐量，可以用钠含量乘以2.5计算得出。

⑤ 警惕藏起来的盐，在我们的日常生活中，容易藏盐食品有哪些呢？例如日常生活中运用到的调味品，味精、酱油、甜面酱、腐乳等；腌制品，咸菜、酱

菜、咸蛋等；熟肉制品，香肠、酱牛肉、火腿、烧鸡、汉堡等；方便快餐食品、方便面调料、罐头食品等；零食，甜点、薯条、话梅、果脯、肉干等。

低脂肪、低胆固醇饮食：每日脂肪量限于 40g 以下，胆固醇每日限制在 300mg 以内。对于含胆固醇较高的食物，如动物内脏、脑、蛋黄、鱼子、凤尾鱼、蟹黄等应尽量少用。而对于油炸物、肥肉、猪油及含脂肪多的点心应该不用。在我们的日常饮食当中，应该以大米、小麦、蔬菜、水果为主，可适当选用牛奶、鸡蛋、瘦肉、鸭肉、草鱼、鲫鱼、大黄鱼、海蜇头、豆制品等含胆固醇低的食物。食物烹调时我们建议用植物油（如豆油、花生油、菜油、麻油等）替代动物油，同时可采用蒸、卤、煮、烩等少用油或不用油的方法来改善食物的色香味。

2. 合理膳食搭配、五谷杂粮齐上阵

碳水化合物是机体热能的主要来源，碳水化合物摄入过多（在我国人民膳食结构中就是主食量过多），可造成热量摄入过多，剩余的热量在体内可转化生成脂肪，引起肥胖，并使血脂升高。经研究证明，在碳水化合物中升高血脂的作用，果糖高于蔗糖，蔗糖高于淀粉。"五谷为养"作为我国居民自古以来的饮食传统，说明合理搭配五谷杂粮（复合碳水化合物），有益于身体健康，如图 3-8 所示。因此，在日常生活中，要严格控制碳水化合物摄入总量，多食用糙米粗粮等复合碳水化合物食品，少食用精制米面食品、蔗糖或葡萄糖（葡萄食品）等简单的碳水化合物，尤其是控制食糖摄入量，一般以不超过总热量的 10% 为宜。

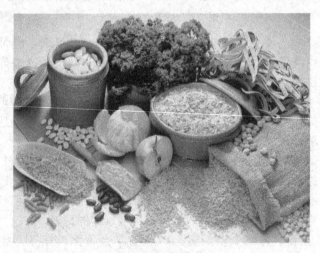

图 3-8　五谷杂粮

3. 增加膳食纤维摄入

在防治冠心病的膳食中，应有充足的膳食纤维（如图 3-9 所示）。而我们日常的膳食纤维主要来源于蔬菜及水果，由于纤维不能被人类胃肠道所消化，不提供热量，再加上纤维有保留水分的作用，使纤维在胃肠道中所占体积增加，让胃

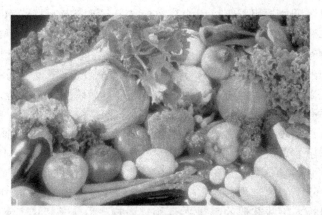

图 3-9 膳食纤维类食物

排空时间延长，更容易让人产生饱腹感；同时促进小肠增加蠕动，使食物在小肠中停留时间缩短，而且其热量密度相对较低，从而减少多余的热量摄入并能降低餐后碳水化合物的吸收和血糖、胰岛素水平。同时，有些水溶性纤维素和木质素能吸附胆固醇，阻止胆固醇被人体吸收，减少胆固醇的体内生成，故能降低血胆固醇。而且纤维素还能与胆汁盐结合，使体内由胆固醇合成胆汁的活动加强，并能促进胆酸从粪便中排出，从而达到降低血脂及血清胆固醇的效果。

4. 合理选择优质植物蛋白，控制动物蛋白的摄入

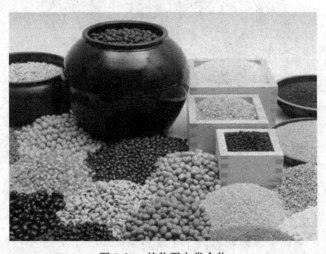

图 3-10 植物蛋白类食物

蛋白质在人体内起到构成、运输、催化、调节、免疫等作用，因此，合理适量摄入优质蛋白对冠心病病人恢复健康尤为关键。但在摄入蛋白质（特别是动物蛋白）的同时往往会伴随着摄入胆固醇、脂类等物质。对冠心病病人的饮食而言，如何保证既摄入优质蛋白，又可以减少其他物质的不利影响非常重要。因此，中国营养学会建议我国成人每人每月至少进食豆类 1 公斤，在增加优质蛋白的同时还可以降低血清胆固醇。因为豆类食品中不但含有大量植物蛋白，还含有丰富的多不饱和脂肪酸和谷固醇，如图 3-10 所示。而当人的饮食中长期缺少多不饱和脂肪酸时，胆固醇就与饱和脂肪酸酯化，容易积于血管壁上形成斑块。而多不饱和脂肪酸则可以促进胆固醇分解，使血中的胆固醇降低，而谷固醇还能抑制小肠吸收胆固醇物质。同时，豆类食物中还含有卵磷脂及无机盐，这些物质也对防治冠心病有利。有研究证明：我国盛产大豆的地区如黑龙江，由于当地人群膳食中大豆及豆油较多，虽然进食胆固醇的量与北京人相近，但血清中的胆固醇水平却明显低于北京人。因此选择食用豆类及豆制品，既可保证优质蛋白质供给，又能提供必需脂肪酸，还能避免动物性食品饱和脂肪酸和胆固醇的过多摄入。当然，在不限制植物蛋白摄入的同时，在饮食中适当增加动物性食物，例如每天可以适量摄入一些其他的高蛋白食物，如鸡蛋白、精瘦肉、海鱼、牛奶等，能改善膳食蛋白质的数量和质量，但要合理摄入，防止过剩。

5. 控制膳食比例，培养良好生活习惯，健康生活有保障

　　合理控制摄入总热量。膳食摄入总热量过多，超过人体的消耗，必然会以脂肪的形式蓄积于体内，造成肥胖。因此，中国营养学会提出全国平均膳食热量，主食一般每日 350～400 克，严格控制食糖摄入量，一般以不超过总热量的 10％为宜，晚饭的量宜少。如图 3-11 所示。

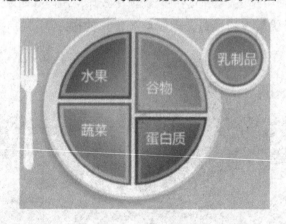

图 3-11　膳食比例

　　控制膳食中总脂肪量及饱和脂肪酸的比例。美国心脏病学会提出：膳食中总脂肪量应小于总热量的 30％，饱和脂肪酸应小于总热量的 10％，胆固醇应小于 300 毫克/日。因此，烹调菜肴时，应尽量不用猪油、黄油、骨髓油等动物油，最好用含不饱和脂肪酸较高的香油、花生油、豆油、菜籽油等植物油。应尽量减少肥肉、动物内脏及胆固醇类的摄入。

　　控制膳食中能引起血压升高的物质。高血压是冠心病的重要危险因素，因此，控制膳食中高血压发病的危险因素，实际上就是预防冠心病。研究证明，钠摄入量与血压升高呈正相关，即盐吃得越多，高血压越明显，而钾与血压升高呈负相关；研究还指出，缺钙可以加重高钠引起的血压升高。钾的主要来源是新鲜蔬菜、水果；钙的主要来源是豆类、动物性食物及牛奶，建议在睡前、两餐之间补钙，因为血钙浓度在后半夜和早晨最低，晚饭后休息半小时服用钙片效果较佳，且钙有镇静作用，可以有助于睡眠。因此，冠心病病人饮食宜清淡，改变嗜咸的饮食习惯，盐的摄入量每人每天以不超过 6 克为宜。提倡多吃新鲜蔬菜水果，以提高膳食中钾、钙的含量。

良好的生活、饮食习惯，对冠心病的防治关系重大。日常生活应起居有常：早睡早起，避免熬夜，睡前不宜看紧张、恐怖的小说和电视；同时，保持身心愉快：忌暴怒、惊恐、过度思虑以及过喜，学会调节自己的情绪。日常饮食中应饮食清淡，多食易消化的食物，要有足够的蔬菜和水果，少量多餐，切忌暴饮暴食，晚餐也不宜吃得过饱，否则易诱发急性心肌梗死；禁饮烈性酒和咖啡，因为酒精及咖啡中的咖啡因能使心率加快，能加重心肌缺氧；适当增加膳食纤维摄入；提供丰富的维生素；保证必需的无机盐及微量元素供给。其中，碘能抑制胆固醇被肠道吸收，降低胆固醇在血管壁上的沉着，故能减缓或阻止动脉粥样硬化的发展，常食海带、紫菜等含碘丰富的海产品，可降低冠心病发病率。膳食中钙、镁、钾、钠、铜、铬等也与冠心病的防治有关。

（本节编写：陈凌、申铁梅、黄嘉熙、詹晓燕）

第三节 冠心病患者慎饮咖啡、可乐

随着现代人城市生活节奏的不断加快和西式饮食文化的影响，"洋快餐"大量充斥在我们的日常饮食中，成为广大市民生活中不可缺少的一部分。这其中，咖啡与可乐则是"洋快餐"中的经典饮品的代表。现如今，晨起喝杯咖啡醒脑，工作呷口咖啡提神，休闲活动后喝一瓶可乐爽一爽已经成为那些需朝九晚五时刻打点精神的白领、酷爱小聚聊天的"小资"、熬夜奋战的学生……每天提神醒脑的规定动作。但咖啡和可乐对于冠心病患者而言，又能否成为他们生活中的必备品呢？

一、 咖啡和可乐的主要成分

咖啡的主要成分有咖啡因、丹宁酸、脂肪、蛋白质、糖分、矿物质、粗纤维等；而可乐的主要成分则有糖、碳酸水、焦糖、磷酸、咖啡因等。如图 3-12 所示。

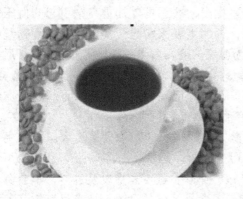
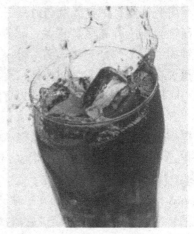

图 3-12　咖啡、可乐

二、咖啡和可乐对冠心病病人的益处和害处

1. 咖啡因的益处

　　在这些成分当中，咖啡因是咖啡和可乐所有成分中最为人注目的。咖啡因对人体的作用极为广泛，它会影响人体脑部、心脏、血管、胃肠、肌肉及肾脏等各部位，适量的咖啡因会刺激大脑皮层，促进感觉判定、记忆、感情活动，让心肌机能变得较活泼，血管扩张，血液循环增强，并提高新陈代谢机能，同时也可减轻肌肉疲惫，促进消化液分泌。除此之外，它也会促进肾脏机能帮助体内将多余的钠离子（阻碍水分子代谢的化学成分）排出体外。

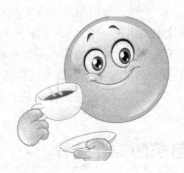

2. 咖啡的害处

　　人体在摄入咖啡或者可乐后，其中的咖啡因也会随着摄入，对冠心病患者而言，同样有着不利因素：

（1）少量的咖啡因确实有助于提高人的警觉性、灵敏性、记忆力及集中力。但是，千万不要把它作为调节工作状态、加班熬夜的不二之选哦！倘若摄入量超过平常习惯的饮用量，就会产生类似食用相同剂量的兴奋剂的效果，会造成神经过度兴奋，神经过敏，让人紧张。甚至有研究认为：在短时间内大量摄入的咖啡因超过10克，甚至会致命。而且，在饮用咖啡提神过后，人体必然会出现精神疲惫不堪，昏昏欲睡的现象，这对正处于工作状态的人而言无疑是有害的。而对于有倾向焦虑失调的患者而言，更会使手心冒汗、心悸、耳鸣这些症状更加恶化。

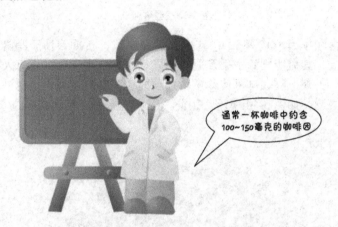

通常一杯咖啡中约含100~150毫克的咖啡因

（2）咖啡因由于具有止痛的作用，常用作止痛剂的成分。但对于那些患高血压、冠心病、动脉硬化等疾病的人而言，摄入咖啡因只会使高血压更难控制。而长时间饮用咖啡，容易对咖啡因产生依赖性，一旦停饮，会使大脑受到抑制，出现血压降低及剧烈头痛等症状；有的人甚至会精神异常，喜怒无常。因此，咖啡因的兴奋作用和依赖性会使血压波动更大，若再加上情绪紧张，就会产生危险性的相乘效果。有研究显示，喝一杯咖啡后，血压升高的时间可长达12小时。同时，当人在饮用高浓度的咖啡后，体内的肾上腺素分泌骤增，以致心跳频率加快、脉搏次数增加、脉搏跳动不均、血压明显升高，从而造成心肌缺氧，易出现紧张不安、急躁、耳鸣及肢体不自主地颤抖等异常现象，而对于患有心律不齐、心动过速等疾病的患者而言，喝高浓度的咖啡后更有可能促发或加重原有病情，如图3-13所示。甚至会引起心肌缺血、心悸，严重的还会诱发心绞痛和脑血管意外的危险。所以，高血压、冠心病患者应尽量避免喝含咖啡因的饮料。

（3）由于咖啡因本身具有很好的利尿效果，如果长期且大量喝咖啡，对平时饮食中缺乏足够钙的摄取的人群而言，容易造成骨质流失，增加骨质疏松的威胁，对骨量的保存会有不利的影响。

（4）冠心病患者在日常饮食中应以清淡饮食为宜，倡导低盐、低脂、低胆固醇。而咖啡中所含的咖啡因，可刺激血脂及血糖增高。1

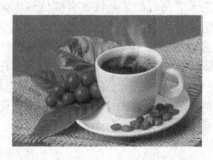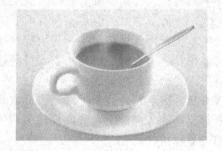

图 3-13　浓咖啡

杯咖啡中约含咖啡因 100～150 毫克。有研究发现，长期习惯于喝咖啡者，如 1 天喝 2 杯以上，其血胆固醇水平及冠心病发病率，比不喝咖啡或每天喝 1 杯以下者明显增高。另外，喝咖啡可使体重增加。即使喝咖啡量很小，也可引起血胆固醇成分比例失调，如图 3-14 所示。因此，冠心病患者应慎饮咖啡。

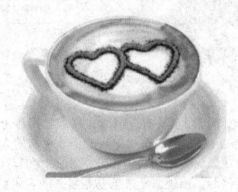

图 3-14　咖啡

（5）由于饮食习惯的不同，许多国人在喝咖啡时喜欢加入大量的糖和奶精（如图 3-15 所示），使咖啡里的热量增加，摄入后还会增加血液中的血清胆固醇、蛋白质及中性脂肪的浓度，容易导致动脉硬化，增加心血管疾病的风险。同时，过多的糖分摄入，会反射性地刺激胰脏中的胰岛细胞分泌大量的胰岛素，而过量的胰岛素能降低血液中的葡萄糖含量。一旦血糖过低，就会出现心悸、头晕、肢体软弱无力、嗜睡等低血糖症状。

3. 可乐的害处

冠心病患者在喝可乐后，除其中的咖啡因会对身体产生不良影响外，还会导致一系列不良影响：①人体在弱碱性时状态最佳，而可乐中含有大量的碳酸，喝多了容易破坏人体的酸碱度，从而诱发一系列不良后果。②由于可乐中的磷酸和二氧化碳溶解后会形成碳酸，所以可乐是酸性物质，其 pH 值大约为

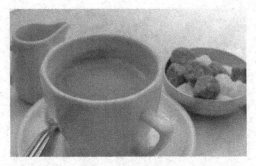

图 3-15 咖啡中的糖和奶精，容易
增加心血管疾病的风险

3.4，而这种酸度已经可以达到溶解牙齿和骨头的地步，因此会对牙釉质有一定的腐蚀作用。③冠心病患者在日常饮食中应控制热量的摄入，降低肥胖风险，而可乐中含有大量的糖，这些糖吸收速度很快，易造成热量摄入过量，导致发胖。④可乐会导致骨质疏松。有研究显示：爱喝可乐的人，骨折的概率是不喝汽水类饮料人的 5 倍。这是因为可乐中的磷酸、咖啡因和精制糖等成分，均有增加钙流失的效应。有专家指出，可乐中的磷酸是造成易骨折的原因，因为磷酸对钙的新陈代谢和骨质有不利影响。⑤可乐会引发心脏病及高血压。研究显示，成人如一次饮用 3000 毫升以上的可乐就会产生中毒症状，表现出躁动不安、呼吸加快、肌肉震颤、心动过速及心跳不规则。冠心病病人由于心肌及心脏兴奋传导组织的异常受损，常易发生心电紊乱，出现心律失常。严重心律失常是冠心病病人的主要死因。如果大量饮用可乐，则可能诱发严重的心律紊乱，产生不良后果。

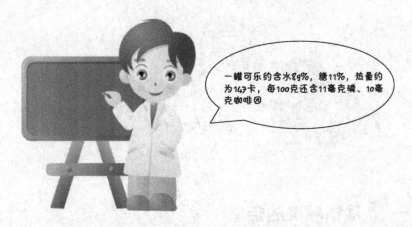

如此可见，虽然咖啡和可乐容易给人带来畅快的口感，但对于冠心病患者而言，饮用咖啡和可乐是弊大于利的，在此，我们提醒广大冠心病患者，要慎饮咖啡和可乐。

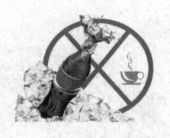

（本节编写：陈凌、申铁梅、黄嘉熙、詹晓燕）

第四节　冠心病患者禁忌暴饮暴食

古人云："民以食为天"，对于人民群众而言，吃是生存的根本。而对于生病的患者而言，"吃"——更是他们增加营养、增强抵抗力、促进健康的不二法宝。对此，很多患者每逢大病初愈，动不动就来个十全大补，管他什么东西，反正有营养就吃下去肯定没错，久而久之，就养成了暴饮暴食的习惯，结果旧病没治好，却又吃出一身坏毛病。而对冠心病患者而言，控制膳食比例，培养良好的饮食习惯，是其健康生活的重要保障，那暴饮暴食又有什么坏处呢？冠心病患者为什么要禁忌暴饮暴食呢？

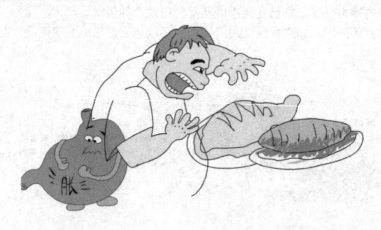

一、暴饮暴食的定义

我们这里所说的暴饮暴食，是指一种饮食紊乱的不良生活习惯，其特征是在空腹、饥饿状态下不间断性、无节制、超负荷地摄入食物。

二、 食物被人体消化吸收的过程

　　食物首先通过口腔的咬碎、咀嚼后咽入食管，再推入胃内，在胃中，食物与胃内容物彻底混合、储存，成批定量地经幽门输送达小肠。蛋白质在胃内被初步消化，而高脂溶性物质，如酒精在胃中被少量吸收，碳水化合物、蛋白质、脂肪、维生素、电解质等物质被完全消化吸收的场所则在小肠。小肠内壁表面存在环形皱折，在多种消化液的辅助下，营养物质在小肠被充分完全地吸收，最后形成的食物残渣在大肠停留 1～2 天，吸收掉每天约 1500～2000ml 的剩余水分，经肠蠕动，将其以粪便的形式排出体外（如图 3-16 所示）。

消 化 系 统

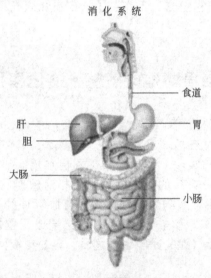

食道

肝
胆
胃

大肠
小肠

图 3-16　人体消化系统

 三、 暴饮暴食给我们的健康带来的不良影响

　　暴饮暴食会完全打乱人体消化系统对食物消化吸收的正常节律。在食物的消化吸收过程中，一些附属器官发挥着重要的作用（例如胰腺内分泌胰岛素调节血糖，外分泌多种消化酶消化碳水化合物、脂肪、蛋白质等；肝脏参与各种物质的代谢和合成等）。而无节制的暴饮暴食则会使消化系统在短时间内需求大量消化液，从而加重了附属消化器官的负担。而且长期暴饮暴食，会使生活极度不规律，情绪亢奋、精神紧张，从而会影响到中枢神经系统而导致胃肠道动力——感觉系统失调而致病。

暴饮暴食后常常会出现一系列的不适症状，如头昏脑涨、精神恍惚、肠胃不适、胸闷气急、腹泻或便秘，严重的甚至会诱发一系列的消化性疾病，如引起急性胃肠炎，甚至胃出血；大鱼大肉常会使肝胆超负荷运转，造成肝功能损害，诱发胆囊炎、肝炎；大量的食物需要消化会使胰腺大量分泌胰液，容易诱发急性胰腺炎，重症者可致人非命；暴饮暴食还容易诱发腹泻，而人体会因为腹泻而大量丢失体液，使血液浓缩黏稠，容易引发脑动脉闭塞，脑梗死形成。有研究表明：暴饮暴食后 2 小时，发生心脏病的危险概率会增加 4 倍。

大量进入人体消化系统的食物，会使消化系统消化起来更加困难，而多余的"营养物质"堆积在体内，其后果就是肥胖。而肥胖会带来包括心血管疾病、高血压、糖尿病、脂肪肝、动脉硬化等一系列并发症。

同时，吃得过饱，会引起大脑反应迟钝，加速大脑的衰老。人们在吃饱后，身上的血液都跑到肠胃系统去"工作"了，容易让人长期处于疲劳状态，昏昏欲睡。

四、暴饮暴食对冠心病病人的危害巨大

对于冠心病患者而言，暴饮暴食更容易诱发心绞痛、心梗甚至猝死！

人体消化系统的血液循环极其丰富，进食后，心脏必须输出大量血液供给消化系统进行消化与吸收。这样一来，不但加重心脏的负担，增加了心肌的耗氧量；而且使心脏自身的血液循环处于相对缺血状态。特别是下壁心肌缺血的病人，因为心肌下壁与胃近邻，其间有血管神经相通，暴饮暴食之后，大量血液从缺血的心肌下壁流入胃肠道，势必造成下壁的进一步缺血。因此，冠心病病人在暴饮暴食（尤其是晚餐）之后，容易在夜间或次晨诱发心绞痛或心梗。

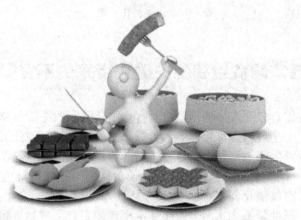

大量的食物进入胃中，还可激发胃部扩张，腹腔压力增高，膈肌上升，胸腔

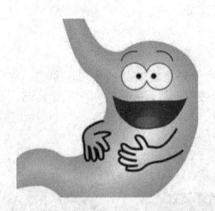

负压下降，从而促使冠状动脉反射性收缩，造成冠状动脉血供减少，心肌进一步缺血。

暴饮暴食会刺激交感神经兴奋性增高，使肾上腺素等激素分泌增多，从而使心率增快、血压升高、心肌耗氧量增加，引起冠状动脉痉挛，增加心脏负荷，引起血脂斑块破裂，终致心绞痛发作或心肌梗死。

暴饮暴食之后，还会使血液中的血脂水平明显升高，造成血黏度增高，诱发血栓形成，造成心肌梗死。

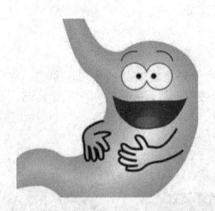

在美国，有学者研究显示：心脏病患者暴饮暴食更容易诱发心脏疾病，这项研究以 2000 名病人作为研究对象，其中有 158 人在病发前 26 小时内曾大吃大喝，有 25 人在心脏病发前两个小时内曾大吃一顿。由此可见，冠心病患者在日常生活中应该控制膳食比例，培养良好的饮食习惯，禁忌暴饮暴食。

（本节编写：陈凌、林丽霞、申铁梅、黄嘉熙）

 第五节　适量红酒对冠心病患者有益

 一、 葡萄酒与红酒

1. 葡萄酒的种类

如今世界各地酒的种类有数万种，酿酒所用原材料和酒的酒精含量也有很大差异，人们为了便于了解和记忆，于是就用不同的方法将它们予以分类。一般而言，我们可以将葡萄酒分为下列五种类型：

（1）静态酒——红酒、白酒、玫瑰红酒

这类酒是葡萄酒的主流产品，酒精含量约 8%～13%。依葡萄品种与酿制方式不同，又可分为白酒、红酒和玫瑰红酒。

（2）气泡酒——香槟

因装瓶后经两次发酵会产生二氧化碳而得名，酒精含量约9%～14%。这类酒以法国香槟区所产的"香槟"最负盛名。

（3）加烈酒——波特、雪莉、天然甜酒

在发酵过程中或发酵后加入其他高浓度酒导致酒精含量较前两类高，约15%～22%。培养期长且混合不同年份及产区的酒，酒性较稳定，保存期较久。西班牙的雪莉酒即为此类中的佼佼者。

（4）加味酒——苦艾酒

（5）彼诺甜酒

2. 红酒

红酒（如图3-17所示）是将葡萄的果皮、果肉、种子等与果汁一直发酵，且培养一年以上。口味较白酒浓郁，多含单宁而带涩味，因发酵程度较高，通常不甜但酒性比白酒稳定，保存期可达数十年。

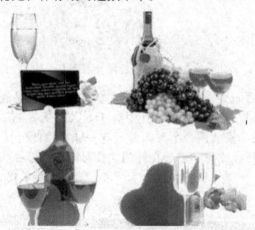

图3-17　红酒

红酒的成分相当复杂，它是经自然发酵酿造出来的果酒，它含有最多的是葡萄果汁，占80%以上，其次是经葡萄里面的糖分自然发酵而成的酒精，一般在10%～13%，剩余的物质超过1000种，比较重要的有300多种。其重要的成分如酒酸、矿物质和单宁酸等。虽然这些物质所占的比例不高，却是酒质优劣的决定性因素。质优味美的红酒，是因为它们能呈现一种组织结构的平衡，使人在味觉上有无穷的享受。

二、红酒的有益成分及作用

红酒中所含的各种成分对冠心病起到不同程度的有益作用，所以适量饮用红酒是对人体健康有益的，可以保护血管，能减少心脏病发病率。

1. 维生素

血液内高半胱氨酸的高水平是心血管疾病及脑卒中的危险因素，是心血管疾病的标记。高半胱氨酸含量高，心血管病发病率也高，控制好高半胱氨酸含量能很好地减少心脏病的发病率。现时正研究是否高半胱氨酸的高水平本身就是一个问题或是现存问题的指标。而多数肥胖者是发生心脏病的高危人群，研究中，测量过 350 个肥胖病人的血压，并对他们平时饮酒量进行了测试，发现：那些经常定量饮用葡萄酒的肥胖者所含的高半胱氨酸的血红蛋白比不饮用红酒的肥胖者少得多。据调查，喝红酒者高半胱氨酸比不饮红酒的低 17%，而比饮用啤酒和白酒的低 13%，主要原因是红酒中含有丰富的维生素，维生素可以减低高半胱氨酸破坏的动脉结构，有助于患有严重动脉衰竭的病人，脑卒中个案下降了 25%。所以，如果每天饮用一定量的红酒，会使危险性减少很多，可预防心血管疾病。

2. 丹宁酸

红酒中所含成分丹宁酸的主要作用是软化血管，防止动脉硬化，降脂，降低胆固醇，对冠心病能起到一定的预防及治疗效果。众所周知，心脏病仍然是今天的"一号杀手"，尤其是对喜欢吃高胆固醇食物的人来说更为危险。医学实验已证明葡萄酒有利健康，饮红酒可以产生一种叫做 PST-PDE 的酵母，它能使血液中增加更多的高密度脂蛋白（HDL），它的作用是引导有害的胆固醇离开血管壁，注入肝脏而被消灭，降低胆固醇，减低了心脏病发作的危险性。

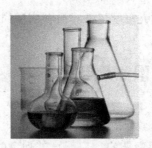

3. 多酚

红酒中的多酚物质能抑制血小板的凝集，防止血栓形成。虽然白酒也有抗血小板凝集作用，但几个小时之后会出现"反跳"，使血小板凝集比饮酒前更加亢进，而红葡萄酒则无此反跳现象。在饮用 18 个小时之后仍能持续地抑制血小板凝集，同时能扩张血管，使血管壁保持弹性，改善循环系统，防止动脉硬化并维持血管的渗透性，防止机体氧化，降低血脂、抑制"坏"的胆固醇、软化血管、增强心血管功能和心脏活动，缓解冠心病，起到一定的预防与治疗效果。

4. 红酒对冠心病的辅助治疗作用

具有镇静、助消化、利尿、杀菌、防治心血管病的作用。

三、喝红酒的好处

葡萄酒是唯一碱性的酒精性饮品，可以中和人们每天吃下的大鱼大肉以及米麦类酸性物质。

美国医学方面的专家证实，红酒含有丰富的维生素及矿物质，可以补血、降低血中的胆固醇；尤其矿物质钾和钠，含量约为 10：1，能预防心脏病和高血压。

红酒可以抑制低密度脂蛋白（LDL）氧化，提升血液中高密度脂蛋白，促进血液循环，预防冠心病，可减少 25%～45% 的心肌梗死发病率。

红酒中含有类黄酮素，具有抗氧化作用，可以防止胆固醇在动脉上的沉积，避免血液凝结成块，可抗癌、抗衰老及预防血小板凝结阻塞血管，以减少动脉硬化发生的概率。

红酒中含有丰富的酚类化合物 Procyanidols，可使血液保持弱碱性，强化微血管让皮肤维持柔嫩，有弹性，并可防止动脉硬化并维持血管的渗透性。

红酒中含有丰富的单宁酸，可预防蛀牙及防止辐射伤害。

饮用红酒对有轻微贫血的女性可养气活血、养颜美容，使皮肤有弹性，并且能使菜肴中的油质消失，促进胃的消化能力。

每天适量饮用红酒，可大幅度降低心血管病变的发生率。

四、合理而适量饮用红酒

1. 红酒的饮用时间

红酒是作为佐餐饮料而存在的，应配合其他食物一起食用，最好是在进餐时饮用。与大多数食物不同的是，红酒不经过预先消化就可以被人体吸收，特别是空腹饮用时，在饮用后 30～60 分钟内，人体中游离的酒精含量就达到最大值，红酒的抗氧化能力也在很短的时间内表现出来。而在进餐时饮用，则红酒与其他食物一起进入消化阶段。这时，红酒的吸收速度较慢，约需 1～3 小时，有利于红酒的活性氧消除功能的充分发挥。这样饮用葡萄酒，不仅能增进食欲、帮助消化，还可减少对酒精的吸收，血液中酒精浓度可比空腹饮用时减少一半左右。中午、晚上用餐以及睡前的时候喝点最好，一小杯就可以，对身体健康有利。

2. 红酒的饮用量

服用剂量因人而异。

放支架的冠心病病人可以适量地喝红酒，但根据冠心病病人每个人体质的不同，男子最好每天饮用 2～3 小杯红酒（共 150ml 以内）为最佳，女子最好每天饮 1～2 小杯红酒（共 100ml 以内）为最佳。18～68 岁的人群：一般 1 次不超过 1 两（合 50ml），1 天不超过 2 两，每天喝 150ml，一星期喝 5 次（正好一瓶），注意不要一饮而尽，适量红酒对于心脏病病人来讲，可以延年益寿，防止心脑血管的血栓情况，但喝得太多没有节制则会加重心脏负担，恶化病情。

尽管红酒能保护心脏，少量红酒对身体有一定的益处，但长期大量地饮酒是有害的，过量饮用会带来严重的副作用。酒精度数越高越要减量，绝对不可以酗酒。大量饮酒可使血液中脂肪类物质增加，会诱发和加重冠心病，还可使血压升高。而且长期地大量饮酒，会导致全身营养不良及肝硬化病。所以，饮用红酒也要适量。

（本节编写：陈凌、林丽霞、杨旭希、黄嘉熙）

第六节　冠心病患者怎样喝汤

我国有几千年的饮食文化，如何吃、怎么吃已经成为当今居民生活的头等大事。吃得营养，吃得健康则是人们物质生活得到满足的基本条件。

在这其中，汤（如图 3-18 所示）则是我们几千年饮食文化的精华。现如今，"饭前一碗汤，身体更健康"已经成为国人信奉的养生原则，而汤也成为家家户户的餐桌上必不可少的一道菜。

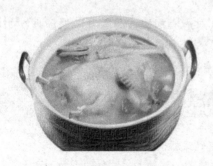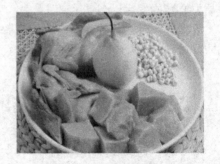

图 3-18　汤

但是，对于心脏病患者而言，真的可以喝汤吗？如何喝，怎么喝，喝多少才有益呢？

一、 汤的成分

汤当中含大量的水分，其次是各类随水一起慢炖的蔬菜和肉类，最后是食物随水在加热过程中溶解在水中的营养成分，这些营养成分通常就成为人们所认为的更能补充营养、增强抵抗力的"神奇"物质。其实，由于食物的品种不同，各种汤中的营养成分也就不同。一般来说，汤中含有的营养成分通常为碳水化合物、脂类、蛋白质，这些物质可为人体提供所需要的能量；此外，汤中也含有部分的纤维素、维生素、矿物质及微量元素等，这些物质对人体的新陈代谢和物质吸收可以起到帮助作用；而上述物质通过文火的慢炖而溶解入水中后，确实更方便人体的消化和吸收，而且通过喝汤，也可以让病人或年老体弱的人增加口感和食欲，从而起到增强人体肠胃消化吸收功能、补充营养等重要的作用。

除提供上述营养成分外，汤还含有大量的嘌呤（特别是老火靓汤），而经常喝含高嘌呤的汤可以引起"高尿酸血症"，而尿酸的升高又会产生关节肿痛、肾脏损害，可能引起痛风肾，最后可能导致肾功能衰竭。

而且许多人还认为汤料中的营养已经全部进入汤中，所以常常只喝汤不吃汤渣，实际上汤料中的营养成分随着烹饪的进行，只有少量的脂肪、蛋白质被分解成的氨基酸、无机盐等进入汤中，虽然增加了汤的美味，但大量的蛋白质、脂肪、维生素和无机盐仍留在肉中，如肉汤中的蛋白质含量仅占肉的10%左右，肉汤中的无机盐含量仅为肉的20%～30%。所以只喝汤不吃汤渣对于营养的摄入来说往往是得不偿失的，而对那些把喝汤作为日常营养来源的人而言更是弊大于利了；对于心脏病患者而言，心脏功能的受损，让其心脏负荷较正常人要差，而汤中含有大量的水分，为摄入营养而大量喝汤，往往会因为大量的水分进入血液中，增加了血液的容量，导致增加心脏的负荷，长时间容易诱发心衰的发生。

既然喝汤对人体的健康有利也有弊，那对冠心病病人而言可以喝汤吗？如何喝才是最健康的呢？

二、 冠心病病人喝汤的注意事项

冠心病患者要想健康喝汤，首先要符合冠心病病人的饮食原则。

1. 应少食多餐

心脏病患者不能够吃太饱，可以多餐，但每餐必须注意分量，这样有助于减少餐后胃肠过度充盈及横隔，从而减轻心脏的工作量。同时，应该减少含有太多水分的食物摄入，以减少大量水分进入血液从而增加心脏的负荷。

2. 限制蛋白质和热能的摄入

病情明显的患者应该减少蛋白质的摄入，病情好转可逐渐增加蛋白质的热能，但不能太高以免增加心脏的负担。

3. 多吃容易消化的食物

由于冠心病患者的血液循环功能较差，食物的消化、吸收能力也会受到影响，所以日常饮食要注意清淡、少盐、少油、少动物性物质（动物内脏类），忌食过甜、过咸、高脂肪、高热量、辛辣刺激性食物。

4. 注意补充维生素和无机盐

充足的维生素和适量的无机盐可以保护心肌。例如钙可以维持正常的心肌活动，而钾过低过高都可以引起心律失常。

5. 汤的原料

对于冠心病病人喝的汤而言，我们主张减少原料中肉类（特别是内脏）的比例，肉类以鱼肉、鸡肉、兔肉为主，添加含纤维、维生素的食物，如海带、菠菜、胡萝卜等，同时，可以豆制品来替代肉类提供蛋白质，如黄豆、黑豆、玉米等。对于一般的汤而言，沸腾后以不超过 20 分钟为宜，而对于慢炖的汤而言，最好不超过 2 个小时为宜。

6. 汤的摄入量

对冠心病病人而言，汤可以适量摄入，同时，以不增加腹部饱胀感和心脏负荷（不出现餐后气促、大汗淋漓等不适）为宜。

三、 喝汤的最佳时间

说完了汤，我们再说说喝汤的习惯。汤到底该什么时候喝呢？是餐前还是餐后？俗话说"饭前喝汤，苗条又健康；饭后喝汤，越喝越胖"。其实，喝汤的时间很有讲究，饭前先喝几口汤，将口腔、食道润滑一下，可以防止干硬食品刺激消化道黏膜，有利于食物稀释和搅拌，促进消化、吸收。最重要的是，饭前喝汤可使胃内食物充分贴近胃壁，增强饱腹感，从而抑制摄食中枢，降低人的食欲。有研究表明：在餐前喝一碗汤，可以让人少吸收 100～190 千卡的热能。相反，饭后喝汤是一种有损健康的吃法。一方面，饭已经吃饱了，再喝汤容易导致营养过剩，造成肥胖；另外，最后喝下的汤会把原来已被消化液混合得很好的食糜稀释，影响食物的消化吸收。

那么有人会问：那早、中、晚哪一餐更适合喝汤呢？其实，有研究表明：在午餐时喝汤，人体吸收集聚在体内的热量是最少的，同时可以降低发胖的概率，

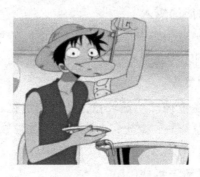

所以，大家不妨选择中午喝汤。而晚餐则不宜喝太多的汤，否则快速吸收的营养堆积在体内，很容易导致体重增加。在喝汤的同时，我们还要注意喝汤的速度。有美国营养学家指出，如果延长吃饭的时间，就能充分享受食物的味道，并提前产生已经吃饱的感觉。喝汤也是如此，慢速喝汤会给食物的消化吸收留出充足的时间，感觉到饱了时，就是吃得恰到好处时；而快速喝汤，等你意识到饱了，可能摄入的食物已经超过了所需要的量。同时，对于冠心病患者而言，大量的食物进入胃，容易使胃容量急剧扩张及血容量增加，容易诱发心衰和心绞痛，还可以引起高脂血症和肥胖症等。

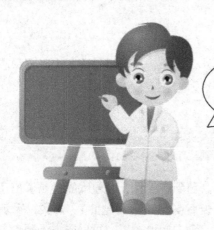

喝汤可不能代替日常喝水哦！喝水过少，容易诱发结石和泌尿系统的感染！

四、对冠心病人有益的汤

介绍完喝汤的相关知识后，我们将介绍几种对冠心病病人有益的汤。

1. 菠菜汤（如图 3-19 所示）

菠菜中的维生素 A、维生素 C、镁、铁、钾、钙等营养元素渗到汤中，喝菠菜汤就是补充这些营养物质的较好方式。

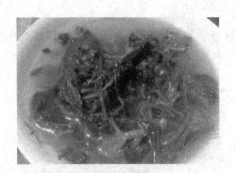

图 3-19　菠菜汤

2. 鱼汤（如图 3-20 所示）

鱼汤中富含蛋白质、脂肪，对于烧伤、外伤以及身体虚弱的病人极为有益。

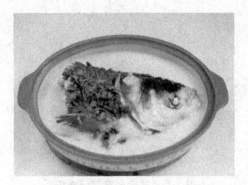

图 3-20　鱼汤

3. 骨头汤（如图 3-21 所示）

骨头汤中含有骨胶和钙等成分，具有促进毛发生长、延缓骨骼老化的功效，对老年人非常适宜。

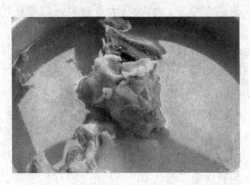

图 3-21　骨头汤

4. 绿豆汤（如图 3-22 所示）

则是人们熟悉的汤类佳品，具有清热解毒、消渴防暑的功效。

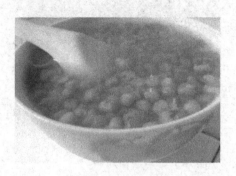

图 3-22　绿豆汤

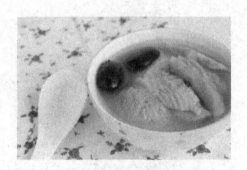

图 3-23　猴头菇黄芪炖乌鸡

5. 猴头菇黄芪炖乌鸡（如图 3-23 所示）

原料：黄芪 30 克，猴头菇 50 克，乌鸡半只，猪瘦肉 150 克，生姜 3 片，加水 6 碗（3 至 4 人食量）。

制法：先将猴头菇温水浸发，然后将所有材料一起下炖盅，炖 2 个小时左右即可食用。

功效：黄芪性温味甘，有保中益气的作用，加上补气补胃的猴头菇，在气温反常时对心血管疾病防治和调养十分有效，同时又是冠心病术后患者的药膳调养汤水。

6. 人参银耳汤（如图 3-24 所示）

原料：人参 5 克，银耳 10～15 克。

制法：先将银耳用温水浸泡 12 小时，去根，洗去泥沙杂物。人参去头，切成小片，入沙锅中，用微火煮熬 2 小时，再加入银耳熬 1 小时即可。

功效：益气养阴，生津增液，补肺健脾。适用于老年冠心病患者身体虚弱，气血不足，神疲乏力，气短而喘，咽喉干燥而有胸闷、心前区隐痛者。

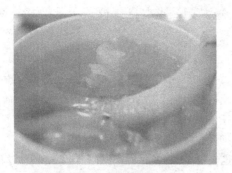

图 3-24 人参银耳汤

7. 芹菜红枣汤（如图 3-25 所示）

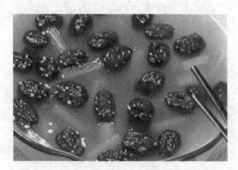

图 3-25 芹菜红枣汤

原料：芹菜根 5 个，红枣 10 个。

制法：水煎。

功效：芹菜芳香浓郁，清肝热。《神农本草经》说它"养精，保血管，益气"，现代医学认为它有降压和镇静作用。大枣性甘温，益气养血，宁心安神。

8. 海藻黄豆汤（如图 3-26 所示）

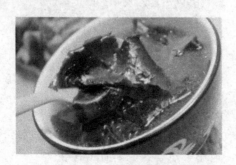

图 3-26 海藻黄豆汤

原料：海带、海藻各 30 克，黄豆 150～200 克。

制法：煮汤后加适量调味品服食。

功效：抗凝血，降血脂，降血压。适用于冠心病、高脂血症、高血压者食用。

9. 温心青鱼汤

原料：青鱼一尾（约 500 克），剔掉鳞片和肠杂，切成块状；附子片 6 克，肉桂 3 克，生姜 5 克，红枣 10 枚。

制法：先将鱼块在油锅中（用植物油）略煎炸一下，然后加上述材料及水，以文火清炖待熟，再加黄酒、盐及味精少许即成。

功效：降血脂。适用于血脂偏高、心律不齐、心绞痛频发者。

10. 黄芪桂枝鸡蛋汤

原料：黄芪 30 克，桂枝 10 克，鸡蛋 2 个。

制法：将黄芪与桂枝加水 100 克煎煮 15 分钟，滤取药汁，再将鸡蛋打入药汁中，煮至鸡蛋熟。

功效：补气升阳，益气固表，发汗解肌。适用于冠心病气血不足者。

11. 芝麻杞菊汤

原料：黑芝麻 15 克，枸杞子 15 克，何首乌 15 克，杭菊花 9 克。

制法：将黑芝麻淘洗干净，与洗净的枸杞子、何首乌、杭菊花一同放入沙锅内，加适量水，煎汤。

功效：补肝肾，滋阴养血，强壮筋骨，抗老延年。适用于冠心病，高血压，腰膝酸软，须发早白者等。

12. 双耳汤（如图 3-27 所示）

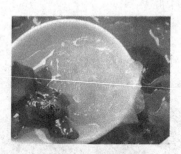

图 3-27　双耳汤

原料：银耳 10 克，黑木耳 10 克，冰糖 30 克。

制法：将银耳、黑木耳用温水泡发，除去杂质，洗净；再将银耳、黑木耳、冰糖和适量清水一同放入碗中，上笼蒸约 1 小时，至黑木耳熟烂即成。

功效：滋阴润肺。适用于冠心病、高血压者等。

13. 草菇豆腐汤（如图 3-28 所示）

原料：鲜草菇 100 克，豆腐 200 克，精盐、味精、葱花、香菜末、鲜汤、精制植物油各适量。

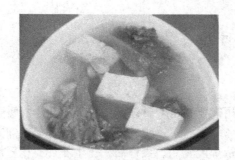

图 3-28　草菇豆腐汤

制法：将草菇去杂质洗净，撕成薄片；豆腐洗净切成小块。汤锅洗净上火，加油烧热，放入草菇煸炒片刻，加入鲜汤、豆腐块、精盐，烧煮至草菇、豆腐入味，撒上味精、香菜末、葱花即可。

功效：祛脂减肥。适用于高脂血症、冠心病者等。

14. 香菇鸡汤（如图 3-29 所示）

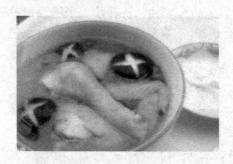

图 3-29　香菇鸡汤

原料：香菇 40 克，1/4 只鸡，米酒 1 汤匙，姜、葱少许。

制法：将香菇浸软，洗净去香菇蒂。用 1/4 只鸡，加姜熬成 6 碗上汤。鸡汤放入蒸碗内，加香菇和米酒、盐，用玻璃纸封口，蒸 1 小时左右即成。

功效：降胆固醇。适用于高血压病、动脉硬化、高血脂者等。

（本节编写：陈凌、林丽霞、杨旭希、黄嘉熙、周天心）

第七节　冠心病患者怎样选"油"

随着生活水平的提高，我们吃的食用油的种类也多起来。现在生活中到底有多少种食用油？它们的用途是什么？对于冠心病患者来说到底该如何选择呢？我们先一起来认识一下我们都在吃哪些油吧！

一、油的种类

1. 调和油

调和油是根据使用需要，将两种以上经精炼的油脂（香味油除外）按比例调配制成的食用油。调和油澄清、透明，可作熘、炒、煎、炸或凉拌用油。

调和油一般选用精炼大豆油、菜籽油、花生油、葵花籽油、棉籽油等为主要原料，还可配有精炼过的米糠油、玉米胚油、油茶籽油、红花籽油、小麦胚油等特种油脂。

有以下几种类型：

① 营养调和油（或称亚油酸调和油），一般以向日葵油为主，配以大豆油、玉米胚油和棉籽油，调至亚油酸含量 60% 左右、油酸含量约 30%、软脂含量约 10%。

② 经济调和油，以菜籽油为主，配以一定比例的大豆油，其价格比较低廉。

③ 风味调和油，就是将菜籽油、棉籽油、米糠油与香味浓厚的花生油按一定比例调配成"轻味花生油"，或将前三种油与芝麻油以适当比例调和成"轻味芝麻油"。

④ 煎炸调和油，用棉籽油、菜籽油和棕榈油按一定比例调配，制成含芥酸低、脂肪酸组成平衡、起酥性能好、烟点高的煎炸调和油。上述调和油所用的各种油脂，除芝麻油、花生油、棕榈油外，均为全炼色拉油。

用法：炒菜，炖菜。

2. 大豆油（如图 3-30 所示）

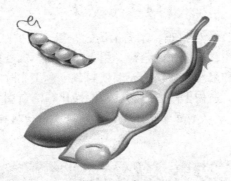

图 3-30 大豆

大豆油取自大豆种子，大豆油是世界上产量最多的油脂。

大豆毛油的颜色因大豆种皮及大豆的品种不同而异。一般为淡黄、略绿、深褐色等。精炼过的大豆油为淡黄色。

大豆油中含有大量的亚油酸。亚油酸是人体必需的脂肪酸，具有重要的生理功能。幼儿缺乏亚油酸，皮肤变得干燥，鳞屑增厚，发育生长迟缓；老年人缺乏亚油酸，会引起白内障及心脑血管病变。

用法：炒菜，炸食。

3. 花生油

花生油淡黄透明，色泽清亮，气味芬芳，滋味可口，是一种比较容易消化的食用油。花生油含不饱和脂肪酸80%以上（其中含油酸41.2%，亚油酸37.6%）。另外还含有软脂酸，硬脂酸和花生酸等饱和脂肪酸19.9%。

从上述含量来看，花生油的脂肪酸构成是比较好的，易于人体消化吸收。据国外资料介绍，食用花生油，可使人体内胆固醇分解为胆汁酸并排出体外，从而降低血浆中胆固醇的含量。另外，花生油中还含有甾醇、麦胚酚、磷脂、维生素E、胆碱等对人体有益的物质。经常食用花生油，可以防止皮肤皲裂老化，保护血管壁，防止血栓形成，有助于预防动脉硬化和冠心病。花生油中的胆碱，还可改善人脑的记忆力，延缓脑功能衰退。

用法：炒菜，炖菜。

4. 棉籽油

棉籽油是以棉籽制浸的油，可用于烹调食用，亦可用于工业生产原料。

棉籽油中含有大量的必需脂肪酸，其中亚油酸的含量最高，可达44.0%～55.0%，亚油酸能抑制人体血液中的胆固醇，有利于保护人体健康。此外，棉籽油中还含有21.6%～24.8%的棕榈酸、1.9%～2.4%的硬脂酸、18%～30.7%的油酸、0～0.1%的花生酸，人体对棉油的消化吸收率为98%。

用法：炒菜，炖菜。

5. 菜籽油

菜籽油是以油菜子经过制浸而成的油，又称"菜油"，是我国食用油品种之一。

菜籽油呈深黄略带绿色，具有令人不愉快的气味和辣味，一般需经碱、脱色、脱臭等处理方可食用。菜籽油的黏度大，皂化值在半干性油中为最小、芥酸含量高，以此可以鉴别菜籽油。

用法：炒菜，炸食。

6. 橄榄油（如图3-31所示）

橄榄油是一种优良的不干性油脂。是世界上最重要、最古老的油脂之一。地中海沿岸国家的人们广泛食用这种油脂。

橄榄油取自常绿橄榄树的果实。整粒果实含油35%～70%（干基），其果肉含油75%以上。橄榄油的形状与制油工艺密切相关，优质的橄榄油只能用冷榨法制取，并且需要从低压到高压分道进行，低压头道所得的橄榄油无需精炼，即可食用。油脂呈淡黄绿色，具有特殊温和令人喜爱的香味和滋味。而且酸值低，在低温（接近于10℃）时仍然透明。因此低压头道橄榄油是理想的凉拌用油和

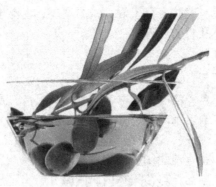

图 3-31 橄榄油

烹任用油。

用法：炒菜，炖菜。

二、 如何选"油"

食用油种类如此繁多，对于冠心病的你来说，到底该如何选择呢？

冠心病患者因怕血脂和胆固醇进一步升高，因而对油脂，特别是动物脂肪产生一种忧虑感。然而并不是所有的油脂都有增加胆固醇之虞，只要选食得当，反而对降低血胆固醇大有好处。

一般来说，大部分动物性脂肪中，饱和脂肪酸多于不饱和脂肪酸。但也有例外，例如：动物脂肪中的鱼油，不饱和脂肪酸就多于饱和脂肪酸，而植物油中的椰子油，饱和脂肪酸就多于不饱和脂肪酸。因此，关键不在于动物性和植物性，而在于含有饱和脂肪酸和不饱和脂肪酸的多少。胆固醇在肠道溶解和吸收，一定要有脂肪存在。在正常情况下，胆固醇溶解在不饱和脂肪酸中形成的酯很不稳定，而且在体内易被破坏，从而减少了被吸收的机会。相反，胆固醇溶解在饱和脂肪酸中形成的酯，却很容易在动脉壁上沉积，渐渐形成动脉粥样硬化。

另外一个原因是：饱和脂肪酸的分子结构紧密，所占空间较小，不饱和脂肪酸的分子结构较松，占空间大，能排挤掉不少胆固醇的蛋白部分，使血浆脂质的浓度降低。因此，不饱和脂肪酸能减少胆固醇的吸收，影响其合成和促进它的排泄。

属于不饱和脂肪酸的玉米油、豆油等烹调油，因含有亚油酸和亚麻油酸等成分，所以能使肝内胆固醇分解为胆汁酸，并使其排泄亢进，这也是含不饱和脂肪酸的油脂能降低血脂和胆固醇的原因之一。

另外从化学结构来看，动物脂肪含的是胆固醇，植物油含的是谷固醇。谷固醇能抑制食物胆固醇在肠道内的吸收，起到降低血浆胆固醇的作用。

由此可见，含有多量不饱和脂肪酸的植物油类，对冠心病患者是有好处的，人们应当注意控制的是饱和脂肪酸类动物性脂肪，笼统地限制进食一切油脂的做法显然是不对的。最新一期《英国医学杂志》刊登了一项西班牙的研究报告：长期食用橄榄油或葵花子油制作的油炸类食品，不会导致冠心病等健康风险上升。这项研究历时 12 年，涉及 4 万多人。西班牙是一个典型的"地中海式饮食"国家，烹调用的油大多是橄榄油或葵花子油。虽然他们每餐都离不开油炸食品，但却没有导致冠心病风险上升，似乎违背了"油炸食品增加健康风险"的传统认识。

我们通常认为油炸食品是不健康的，是因为做这些食物时所用的油，如动物油含饱和脂肪酸较高，而花生油、大豆油中的脂肪酸不稳定，高温油炸会产生有害脂肪，容易导致冠心病等心脏疾病。但橄榄油和葵花子油富含单不饱和脂肪酸，高温很稳定，所以用其油炸食物大大减少了这样的风险。

在葵花子油中，人体所必需的不饱和脂肪酸"亚油酸"的含量大约是 60%，几乎可与橄榄油媲美，远高于其他品种的油类。不过它的价格却比橄榄油低了不少，因此更适合人们经常食用。不饱和脂肪酸有"人体清道夫"的美誉，能清除体内的"垃圾"，特别是中老年人，经常食用有助于降低胆固醇和防治心脑血管疾病。按照《中国居民膳食指南》，每人每天的烹调用油一般不能超过 25 克，大约是白瓷勺的两勺半。否则，油脂摄入过多一样会带来健康隐患。

除了豆油、菜籽油、花生油等植物油外，冠心病患者还可以食用谷物胚芽油（如图 3-32 所示），谷物胚芽油不仅营养价值丰富，还可以预防疾病，常见的谷物胚芽油有：小麦胚芽油、玉米胚芽油、米糠油。

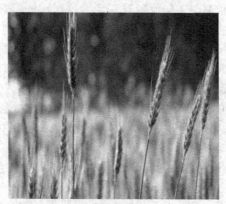

图 3-32　谷物

那么谷物油对防治冠心病到底有哪些好处呢？我们一一为您解答！

小麦胚芽油是近年来新开发的油品。小麦胚芽的脂肪含量达 6%～10%，因此，可以提取营养丰富的食用油。它的亚油酸和维生素 E 含量较多，通常可作为全脂奶粉的天然抗氧化剂。近年研究发现，动脉粥样硬化与体内有较多的自由基有关，它们侵袭细胞膜上多不饱和脂肪酸使其氧化；而且使血液中低密度脂蛋白胆固醇氧化，氧化后的低密度脂蛋白胆固醇容易粘在血管壁上，加速动脉粥样硬化的进展。小麦胚芽油由于含有能防止氧化过程进行的维生素 E，所以就具有预防冠心病的作用。德国学者认为，这种油可以强化心脏功能，促进心脏冠状动脉扩张，增进人体内脏的血液循环，恢复体内老化了的内分泌腺，并可促进氧的利用，增加肌肉对疲劳的耐力，强化神经系统，去除胆固醇。

玉米胚芽油是由含脂肪 4%左右玉米胚部提取的。提取的玉米油含不饱和脂肪酸多，几乎全是亚油酸和油酸，油品具有独特风味，清淡，容易消化和吸收。玉米油富含维生素 A、维生素 E，在日本、美国及欧洲诸国，玉米油是制造人造奶油、蛋黄酱和调味品的原料。玉米油稳定性好，营养价值高。玉米油中含的亚油酸有防止血液中胆固醇沉积的作用，能防止动脉粥样硬化。

从米糠中也可以制取米糠油。米糠中含脂肪 17%～21%，是不可多得的良好油源。米糠油清淡、可口，消化吸收率高，是营养丰富的食用油。用米糠油煎炸食品比猪油、豆油等色泽黄艳美观，松酥性保持时间长。经实践证明，米糠油能够降低人体血清中的胆固醇。日本有的年轻妇女食用米糠油后，胆固醇下降17%左右，如与红花油合用效果会更好，血清胆固醇可降低 19%～26%。

除了上述几种植物油外，深海鱼油在预防冠心病方面也发挥了很大的作用。如今，鱼油能够防治冠心病日益受到人们的重视，也已成为一种新型的预防冠心病的保健产品。鱼油能防治冠心病的机理有三：

① 鱼油中含有大量的二十碳五烯酸等 Ω-3 系脂肪酸，这些不饱和脂肪酸可以降低血清胆固醇和甘油三酯的含量，升高血清高密度脂蛋白的水平。

② 鱼油中的不饱和脂肪酸尚参与前列腺素代谢。近代研究证明，在血小板与动脉壁中能生成血栓素 A2 与前列腺环素，这两种物质作用相反，血栓素 A2 有促使血小板聚集与血管收缩的作用，前列腺环素则有让血小板解聚与血管舒张的作用，它们二者的平衡维持着血管适度的张力和正常的血液流变学特性，如果二者失去平衡，血栓素 A2 作用增强或是前列腺环素作用减弱，那么容易于发生冠心病。鱼油中的不饱和脂肪酸在体内能够经同样的途径生成类似的物质血栓素 A3 与前列腺环素 3，前列腺环素 3 仍具有前列腺环素抗凝、扩血管的作用，可是血栓素 A3 却没有活性。所以，鱼油可以让血液黏度减低并使冠状动脉适度扩张。

③ 鱼油中的不饱和脂肪酸能够经过脂氧化酶的途径发生有益于预防冠心病的效应。

流行病学研究表明：每天 1～2 粒鱼油，心肌梗死的危险性显著地减小，冠心病的死亡率会显著地降低。所以，日常养护，吃鱼油是预防冠心病的方法之一。1971 年，丹麦科学家证明因纽特人发生心肌梗死非常少的原因和大量食鱼有关。1985 年，国外有人对 852 例冠心病病人进行死亡率分析，结果显示每天食鱼 30 克，能够降低冠心病死亡率50%以上；还有一位学者对 206 名患有胆固醇血症与心绞痛的病人进行 16～19 年的长期食用鱼油试验，结果不但让其血清胆固醇降低，而且 80 位食鱼油者经 16～19 年后的存活率是 36%，未食鱼油的126 位病人同期的存活率只是 8%～10%，两者存活率相差 4.5 倍。日本及中国的流行病学研究证明，渔民冠心病的发病率显著低于农民。鱼油对冠心病的防治作用亦为基础医学研究所证实。

可食用油种类如此之多，选择适合自己的才是最重要的！与此同时做好血脂的监测，定期医院复查，从生活方式和饮食做起，起居有常、早睡早起，保持身心愉快！

（本节编写：陈凌、林丽霞、杨旭希、黄嘉熙、王莹）

第八节　对冠心病患者康复有利的食物

通过之前的介绍，不少冠心病患者就会问：既然饮食治疗对冠心病的防治如此重要，那如此多的美食，我们又应该吃哪些呢？下面，我们将介绍一些有利于冠心病患者健康的食物。

一、蛋白质类

1. 麦芽（如图 3-33 所示）

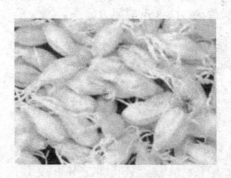

图 3-33　麦芽

它是由小麦种子发芽后形成的，其中含有丰富的植物蛋白质，同时还含有维生素 E 的组成成分：甲种生育酚，这种成分可以降低血液的黏稠度，进而阻抑动脉粥样硬化的形成。因此，每天早晨食用一碗鲜麦芽粥，对冠心病的防治大有益处。当然，市面上卖的麦乳精里也含有一定量的麦芽，但当中含有的糖分也比较高，所以有糖尿病的病人要慎用。

2. 豆类及豆制品（如图 3-34 所示）

这是我们熟悉的食物，不但价格较便宜，蛋白质含量丰富，而且又具有降低血浆胆固醇的作用。早在 20 世纪 70 年代，人类就发现用大豆蛋白代替动物

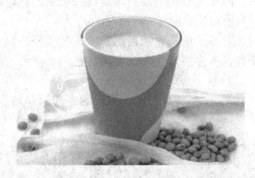

图 3-34 豆类及豆制品

蛋白，可以使 90% 的高胆固醇血症患者的血浆胆固醇降低。因为在豆腐、豆芽菜以及各种豆类食物中含有植物固醇——豆固醇。而植物固醇进入人体后能抑制肠道中的胆固醇水解，从而减少了胆固醇的吸收及血液中的胆固醇浓度。同时，豆类中含有多种人体必需的氨基酸，且多为不饱和脂肪酸，可促进体内脂肪和胆固醇代谢。因此，经常吃一些豆类食品，对预防动脉粥样硬化和冠心病大有好处。

3. 牛奶（如图 3-35 所示）

近年来的研究认为，牛奶中含有 3-羟基-3-甲戊二酸和乳清酸这类能抑制胆固醇合成的特殊因子，能降低人的血胆固醇的合成。

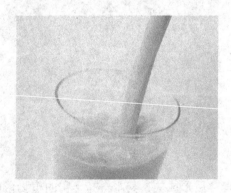

图 3-35 牛奶

4. 鸡蛋（如图 3-36 所示）

很多人认为鸡蛋中含有较高的胆固醇，因此冠心病病人应该少吃，其实这个认识是片面的，鸡蛋对冠心病的影响主要来自蛋黄中的胆固醇，1 只鸡蛋约含 250mg 胆固醇，其中 90% 以上的胆固醇来自于蛋黄，而鸡蛋白却能提供优质的蛋白质，因此，冠心病病人适量吃鸡蛋有益无害，但有高脂血症的患者要记住把蛋黄去掉哦！

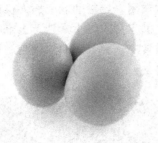

图 3-36 鸡蛋

二、脂类

　　脂类分植物性与动物性两大类，有改善食物味道、提供大量热能及脂溶性维生素和必需脂肪酸的作用，大部分动物性脂肪主要含有饱和脂肪酸且含有一定量的胆固醇，可使病人血脂增高。植物性脂肪中一般含有大量的不饱和脂肪酸，不含有胆固醇，有改善血脂的作用。故通常情况下冠心病病人烹调应选择植物油，以控制动物性脂肪及其中的胆固醇、饱和脂肪酸的摄入，关于脂类食品的选择参阅本章第七节。我们介绍一些优质的脂类供大家选择。

三、主食类

1. 玉米（如图 3-37 所示）

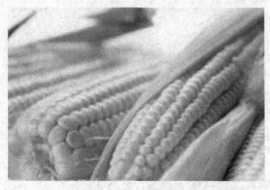

图 3-37 玉米

　　玉米及其加工制品富含维生素 E、维生素 A。而且玉米胚中含有大量不饱和脂肪酸——亚麻油酸，能清除人体内多余的胆固醇，具有预防动脉硬化的作用。

同时，在中药里玉米有利尿作用，能帮助冠心病人稳定血压。此外，每天吃一根水煮玉米，除了能为人体提供丰富的维生素外，玉米中含有的纤维素还能起到肠道清洁工的作用。所以，常食用一些玉米油对冠心病患者是很有益处的。

2. 荞麦（如图 3-38 所示）

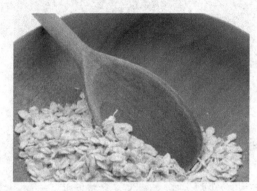

图 3-38　荞麦

荞麦中蛋白质含量占 7%～10%，它的氨基酸的组成成分，例如赖氨酸和精氨酸的含量，都比大米、白面要丰富得多。荞麦中还含有油酸和亚油酸等九种不饱和脂肪酸，这些不饱和脂肪酸是良好的胆固醇吸收剂，能清除人体内多余的胆固醇，故能减少对血管的硬化影响。荞麦中的维生素 B_1、B_2 的含量更比小麦面粉多三至四倍。微量元素含量也同样出类拔萃。同时，荞麦中还含有芦丁、叶绿素、苦味素、荞麦碱、黄酮以及其他食品所不具有的芳香苷（芦丁）等成分。这些成分具有降低人体血脂和胆固醇，加强和调节心肌，增加冠状动脉的血流量，防止心律失常的作用。而且荞麦面中含有的矿物质，为精白面和小麦面粉的两倍，它能促进人体凝血酶的生成，具有抗栓塞的作用，也有利于降低血清胆固醇。因此，服用荞麦对冠心病患者康复有一定的疗效。

3. 燕麦（如图 3-39 所示）

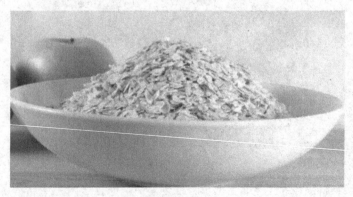

图 3-39　燕麦

　　燕麦含高蛋白，低糖，且富含亚油酸、燕麦胶和可溶性纤维，常食可降低胆固醇在心血管中的积累，也可使过高的血糖下降，对动脉粥样硬化性冠心病有很好的预防效果。有调查显示：每日吃 100 克燕麦片后，在临床上胆固醇、B 脂蛋白、甘油三酯及体重都明显降低。

四、肉类

1. 鱼（如图 3-40 所示）

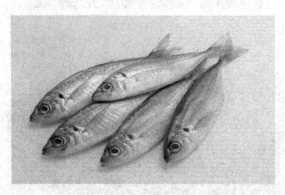

图 3-40　鱼

　　鱼类是国内外一致认为防治冠心病的最佳食品。鱼类含胆固醇少，且鱼油中含有丰富的二十碳五烯酸，简称 EPA。EPA 是一种高度不饱和脂肪酸，具有防止血小板粘连、凝聚、降低血液中对人体有害的胆固醇和甘油三酯、控制人体血脂的浓度、提高高密度脂蛋白的含量等作用；能有效防止粥样硬化、预防心血管疾病的发生。同时，鱼肉鱼脂中还含有球蛋白、白蛋白、含磷的核蛋白及多种人体必需的氨基酸和丰富的钙、磷、碘、钾、钴、氟等营养成分，易于消化吸收，对冠心病患者的预防有益处，应多选用，故不必严格限制。

2. 鸡肉（如图 3-41 所示）

　　鸡肉的脂肪多是不饱和的脂肪酸，能调节血脂，防止脂肪沉积在血管壁内，抑制动脉粥样硬化的形成和发展，增强血管的弹性和韧性。降低血液黏稠度，增进红细胞携氧的能力，是老人和心血管患者最理想的蛋白质食品。从中医的角度而言，鸡肉味平甘咸，具有补益五脏、补精充髓的功效。

3. 海参（如图 3-42 所示）

　　海参是一种高蛋白、低脂肪并且不含胆固醇的食物，对防治老年冠心病、动脉硬化症、糖尿病、心绞痛等效果显著。

4. 兔肉

　　兔肉含有丰富的卵磷脂，且胆固醇含量较少，因此可用于防治动脉粥样硬化

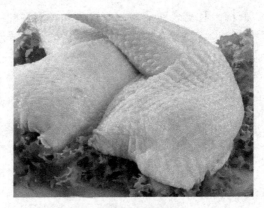

图 3-41　鸡肉

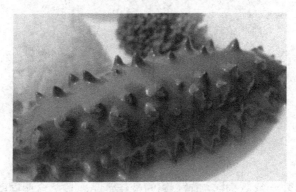

图 3-42　海参

以及冠心病。另外，卵磷脂有抑制体内血小板凝聚的功效，可防止血栓的形成。

除了上述肉类之外，冠心病患者在选择肉类时还可以选择尽量少带或者不带脂肪的猪瘦肉、牛瘦肉、羊瘦肉等，一方面既可以增加食欲口感，也可以减少脂肪和胆固醇的摄入，但千万记得要去皮哦！

五、膳食纤维及维生素类

水果蔬菜对于许多疾病都能起到一定的预防作用，在冠心病患者的饮食治疗中肯定也少不了它们。蔬果中含丰富的膳食纤维和维生素，其中可溶性纤维素具有降血脂和保护血管的作用，能吸附胆固醇，阻止胆固醇被人体吸收，并能促进胆酸从粪便中排出。维生素 C、E、A 也能保护心血管，如维生素 C 能促进胆固醇生成胆酸，从而有降低血胆固醇的作用，改善冠状循环，保护血管壁，维生素 E 具有抗氧化作用，能阻止不饱和脂肪酸过氧化，保护心肌并改善心肌缺氧，预防血栓发生。每天保证足够的蔬菜、水果和豆类的摄入量，还能降低餐后碳水化合物的吸收和血糖、胰岛素水平。所以，对于冠心病患者而言，蔬菜是不需要限制食用量的食物。下面，我们将介绍几种日常生活中较常见的蔬菜和水果（如图 3-43 所示）。

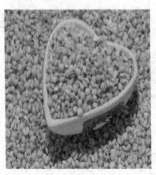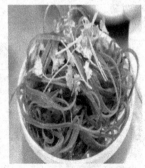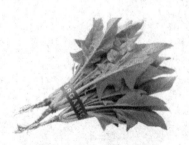

图 3-43　蔬菜

1. 芹菜

芹菜所含的芹菜碱，可以保护心血管。吃芹菜要吃叶子，因为叶子才是营养精华所在。叶子的维生素 C 含量比茎高，且富含植物性营养素，营养价值高。芹菜还是富含纤维素的食物。最新研究结果显示，多吃富含纤维素的食物能够降低心脏病发作的危险性。

2. 木耳

食用木耳能刺激肠胃蠕动，加速胆固醇排出体外。此外，黑木耳中含抗血小板凝结物质，对于动脉硬化、冠心病及阻塞性脑卒中有较好的保健效果。

3. 薏苡仁

属于水溶性纤维的薏苡仁，可以加速肝排除胆固醇，保护心脏健康。

4. 海带

海带属于可溶性纤维，比一般蔬菜纤维更容易被大肠分解吸收利用，因此可以加速有害物质如胆固醇排出体外，防止血栓和血液黏性增加，预防动脉硬化。

5. 菠菜

菠菜中丰富的叶酸，能有效预防心血管疾病。此外，菠菜中的铁以及微量元素，还可起到补血之作用。

6. 大蒜和洋葱（如图 3-44 所示）

洋葱和大蒜能较好地带走血液中的胆固醇，也能降低引起心脏病的物质——低密度脂蛋白，而且也能够降低血小板的黏滞性，有效阻止血液的凝固，对高脂血症有预防作用，而且洋葱和大蒜还可以防止 α-脂蛋白含量降低。α-脂蛋白是一种运载胆固醇的蛋白质，它就像清洁工一样，把血管内壁的胆固醇及时清扫掉。同时，大蒜和洋葱，可以提高纤维蛋白溶解活性，以降低发生动脉粥样硬化和冠心病的可能性。

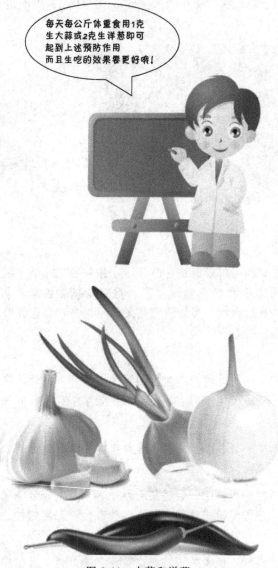

图 3-44　大蒜和洋葱

7. 苹果（如图 3-45 所示）

苹果中含有大量果胶，能使胆固醇排出增多；同时，苹果在肠道分解后能产生对胆固醇的代谢有利的乙酸。此外，苹果还含有丰富的维生素 C、果糖和微量元素镁等，它们均有利于胆固醇的代谢。

8. 香蕉（如图 3-45 所示）

香蕉中的钾元素含量很高，对人的心脏和肌肉收缩功能很有好处，但患有肾病的病人则要慎吃了。

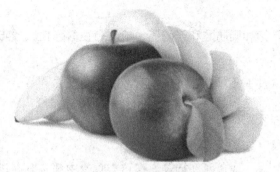

图 3-45 苹果、香蕉

9. 杏仁（杏仁露）

杏仁对心脏的保健作用，主要归功于其中含量颇高（达 68%）的单不饱和脂肪酸。它的作用是保持对人体有益的高密度脂蛋白胆固醇含量，降低有害的低密度脂蛋白胆固醇含量，从而减少患心血管疾病的危险。当然，在日常生活中，我们也可以选择喝杏仁露，通常我们喝一瓶大约 250 毫升的杏仁露，就相当于吃 50 粒左右的杏仁。

10. 马铃薯

马铃薯含有较多的维生素 C 和钠、钾、铁等，尤其钾含量最为丰富，每 100 克马铃薯中含钾 502 毫克，是少有的高钾蔬菜。心脏病特别是心功能不全的患者，多伴有低钾倾向，常吃马铃薯，既可补钾，又可补糖、蛋白质及矿物质、维生素等。

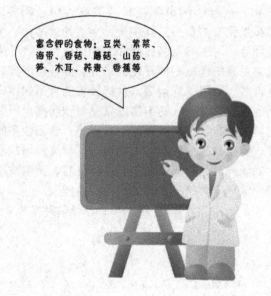

11. 黑芝麻

黑芝麻含有不饱和脂肪酸和卵磷脂，能维持血管弹性，预防动脉硬化。

12. 香菇

冠心病患者饮食中还可以适当地多吃些香菇，因为香菇中含有腺嘌呤，具有降低胆固醇的作用。吃香菇的时候最好是与鸡瘦肉、猪瘦肉等肉类炖在一起吃，这样能更好地发挥其作用。

13. 黄色蔬菜（如图 3-46 所示）

如胡萝卜、甘薯、浅色西红柿等。在这类食物中都含有丰富的胡萝卜素，能帮助患者有效地减轻以及预防动脉硬化，还能够起到很好的降压、强心、降血糖等作用。

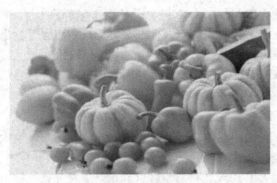

图 3-46　黄色蔬菜

除了上述的食物外，冠心病患者在日常的饮食中还需要吃些富含镁、铬、锌、钙、硒、碘等微量元素的食品。其中含镁丰富的食品如小米、玉米、豆类及豆制品、枸杞、桂圆等，可影响血脂代谢和血栓形成，促进纤维蛋白溶解，防止血小板凝聚；微量铬可预防动脉粥样硬化的形成，降低胆固醇，含铬丰富的食品有酵母、牛肉、全谷类、干酪、红糖等；含锌较多的食品如瘦肉、牡蛎、蛋、奶等，可影响血清胆固醇的含量；含钙丰富的食品可预防高血压及高脂膳食引起的高胆固醇血症，这类食物有奶类、豆制品、虾皮等；含硒较多的食物如牡蛎、鲜贝、海虾、巴鱼等，能抗动脉粥样硬化，降低血浆黏度，增加冠脉血流量，减少心肌的损伤程度；碘能降低胆固醇在血管壁上的沉着，减缓或阻止动脉粥样硬化的发展，常食海带、紫菜等含碘丰富的海产品有益健康。

（本节编写：陈凌、林丽霞、杨旭希、黄嘉熙）

参 考 文 献

(1) 图书

[1] 陈灏珠. 内科学 [M]. 第 4 版, 北京：人民卫生出版社, 1996：248-663.

[2] 林曙光. 心脏病学进展 [M]. 广州：中山大学出版社, 2013：1-312.

[3] 左小霞, 张晔. 冠心病患者饮食导航 [M]. 北京：金盾出版社, 2010：1-246.

［4］ 王培利 . 冠心病自我调养 ［M］. 北京：科学技术文献出版社，2009：1-291.

［5］ 林曙光 . 当代心血管病学新进展 ［M］. 北京：人民军医出版社，2010：7-584.

（2）期刊

［1］ 彭春艳 . 冠心病的饮食干预 ［J］. 中国社区医师，2008，24（363）：49.

［2］ 屈春风 . 冠心病的饮食护理 ［J］. 中国实用医药，2008，03（48）：183.

［3］ 闻慧 . 冠心病的饮食疗法 ［J］. 医疗保健器具，2007，02：46-47.

［4］ 王健 . 冠心病的饮食调养 ［J］. 健康博览，2007，01：38.

［5］ 权威见解 . 什么是理想的预防冠心病饮食（一）［J］. 中华高血压杂志，2007，15（01）：78-79.

［6］ 权威见解 . 什么是理想的预防冠心病饮食（二）［J］. 中华高血压杂志，2007，15（02）：163-164.

［7］ 权威见解 . 什么是理想的预防冠心病饮食（三）［J］. 中华高血压杂志，2007，15（03）：250-251.

第四章
冠心病患者家庭护理

冠心病是一种多种因素可以诱发或加重的慢性疾病。患者病后长期在家休养，其家庭护理极为重要，如能加强日常防护，并在饮食、生活习惯、情绪、休息、运动锻炼等方面调养适宜，可以促进冠心病的康复及减少其复发。

第一节　冠心病患者日常生活须知

一、作息规律，保证充分睡眠

一个人的一生有 1/3 的时间是在睡眠中度过的，睡眠质量与生命息息相关，人通过睡眠可以调节生理机能，使人们的大脑和身体得到休息、休整和恢复，有助于人们日常的工作和学习。良好的睡眠质量，是人们正常工作、学习、生活的保障。休息时，由于人体新陈代谢活动减慢，全身血液的需求量下降，心脏负荷减低，对于心脏疾病患者的恢复是十分有利的，但是冠心病患者常伴有睡眠障碍，其中失眠最为常见。睡眠障碍及不良情绪又"相辅相成"，常常困扰着冠心病患者。因此，如何让冠心病患者得到充足的睡眠，使身心得到充分的"休息"尤为重要。

冠心病患者应建立良好的睡觉习惯，按时睡觉，按时起床。睡眠时间因人而异，以睡醒感觉舒服、精神好为度，一般每天需 7~9 小时的睡眠。晚餐不宜过饱（七八分饱即可）、过晚，睡前切记喝茶、咖啡等兴奋神经的饮料，造成患者难于入睡。晚上 11 点前休息，睡觉时保持环境安静，温湿度适宜，一般冬季为18~22℃，夏季 25℃左右，湿度以 50%至 60%为宜，如秋冬季环境干燥，可以在室内使用空气湿化机。室内每天保持通风 2 小时以上。早上睡醒时，不可立即坐起或下地，应当在床上躺一会儿，伸伸懒腰，打打哈欠，活动下手脚，待"醒透"后再慢慢坐起，缓缓起床。由于人在睡眠时血压较低，突然起床血压一时不能从低水平恢复到原有水平，会产生相对的冠脉缺血。养成午睡的习惯，午睡时间不宜过长，一般控制在半小时左右。尽量减少日间睡眠时间以提高夜间睡眠的质量。

　　对于难于入睡的患者，可以使用一些有助于入睡的方法，如睡前用温水泡脚（如图 4-1 所示）可以缓解疲劳，促进血液循环，有助于促进睡眠，一般水温在 40～50℃，避免过热烫伤皮肤；也可以睡前喝一杯热牛奶（如图 4-1 所示）、听听舒缓的音乐、阅读一些书籍或者看看一些使人精神愉悦、放松的电视节目等，这样可以使冠心病患者放松身心，促进入睡。若患者长期失眠，应当咨询医生，服用适量的镇静安眠药物，以保证充分的休息时间。

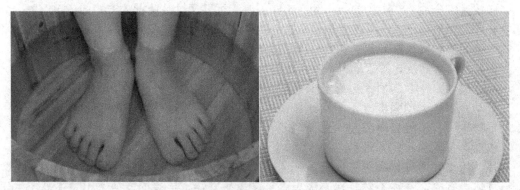

图 4-1　温水泡脚、喝热牛奶

二、适当运动，"量力而行"

　　2010 年《中国心血管病防治指南》提出：对于所有年龄组的心血管病患者，均建议每周至少 5 天，每次 30～45 分钟的运动。有文献建议患者在充分药物治疗的基础上，由低强度的运动量开始，不推荐患者进行高强度的运动。

　　患者出院在家休息，如无不适，日常生活可以自理完成，还可以适当干些家务劳动，如洗碗、做饭、扫地等。平时应适当运动锻炼，运动不仅可以促进患者的康复，还可以减少心血管病再次发作的危险。但运动是把"双刃剑"，如果运动强度过大，即可诱发心绞痛，甚至发生心肌梗死。该如何运动呢？

　　患者应选择合适的运动方式，一般运动以有氧代谢运动为佳，如散步、快走、慢跑、打太极拳、徒手体操、游泳、骑自行车等。患者长期进行有氧运动可以提高机体的携氧能力，提高患者的心肺功能。冠心病患者可以根据自己的年龄、病情、体力、自己爱好及既往是否有运动基础而选择运动方式及强度。步行活动是最常见的运动方式，如散步、快走、慢跑。亦可将散步、快走、慢跑结合在一起运动。例如：①先做 5～10 分钟的准备运动。②再做 15～20 分钟的"慢走-快走-慢走-慢跑-慢走"的运动，先慢走 200 米，接着快走 100 米，再慢走 200 米，接着慢跑 100 米，再慢走 200 米。如此反复进行运动，如活动后无不适，可以缓慢加大距离，但应以感到舒服，不发生胸闷、胸痛、心慌、气短、疲乏等不适为度。③最后做 5～10 分钟缓慢运动，如活动手和脚，使心率慢慢恢复到平时水平，切记不能立即停止运动。

运动量要适中，应"量力而行"。患者活动量以自我感觉舒服，在活动中及活动后不引起胸闷、胸痛、气喘、咳嗽、头晕、过度疲劳等不适为度。一般活动后心率以每分钟不超过（170 – 年龄）次为宜，如患者 60 岁，活动后的心率应不超过每分钟 110（170 – 60）次。但对年轻的冠心病患者，一般活动后心率也不应超过每分钟 120 次。如何自测心率？一般人可以通过数脉搏的方式知道自己的心率，即用自己一只手的食指及中指并拢（除拇指外的四指并拢亦可）放置在另一手的前臂桡动脉上方，感应到动脉搏动后开始数 1 分钟内的动脉搏动次数，即为心率（房颤及脉搏短绌者不宜用此方法）。

运动要持之以恒，每周至少运动 3 次或隔日进行。每次运动前需先做准备运动，到达运动强度时不能立即停止活动，而是缓慢运动，使心率逐渐下降至平时水平，不然容易引起头晕，对心脏不利。每次运动时间约 30～40 分钟，包括准备运动 5～10 分钟，正式运动 15～20 分钟，缓慢运动 5～10 分钟。另外，运动时间应选择下午为宜。长久以来，大家都认为早晨空气清新，晨练对身体最有益。其实不然，冠心病患者早晨最易发作，早晨的发病率比晚上高出3 倍，其原因是睡觉后患者血流减慢，呼吸、出汗、喝水少等原因导致血液黏稠，部分患者还有"打鼾"的情况，导致人体缺氧，最易诱发心绞痛或心肌梗死。

运动还应注意以下几点：①循序渐进，低强度开始，切忌初次运动即到达最大量；②冠心病患者切忌进行重体力劳动、竞技性运动，避免过度紧张或长时间的工作，如驾驶等，如从事这些工作的患者应重新选择其他工作；③若活动时感觉胸闷、胸痛、气喘、咳嗽、头晕等不适，应立即停止活动，休息 10 分钟不缓解应立即就医，若休息 10 分钟内可以缓解，下次活动量应适当减少；④季节变化、过冷或过热、刮风下雨等天气变化时应减少活动量；⑤运动最好选择在下午进行，饭后宜 1 小时后运动，运动前 2 小时内不喝咖啡、浓茶等兴奋神经的饮料，运动时避免穿得太厚，不易散热，运动后避免立即洗热水澡；⑥最好集体活动，避免单独运动，运动时携带急救药物，以备不时之需。

哪些冠心病患者不能参加运动：①休息时或在家轻微活动即出现气短者；②有心跳不规则的冠心病患者应在医师指导下运动；③体质差又合并其他多种疾病者；④运动前心跳大于 100 次 /分或小于 60 次 /分；⑤运动后心跳过快持续 6 分钟以上，难于恢复至平时水平者。

三、心情舒畅，忌大喜大悲

俗话说得好，人逢喜事精神爽；笑一笑，十年少！有高兴的事可使人精神焕发，精神愉悦。但是，当过分激动、紧张，特别是大喜大悲时，由于中枢神经的应激反应，可使小动脉血管异常收缩，导致血压上升、心跳加快、心肌收缩增强，使冠心病患者缺血、缺氧，从而诱发心绞痛或心肌梗死。中医理论也讲到："喜伤心"，高兴过度就会伤心。中医认为心主神明，心是情志思维活动的中枢，超乎常态的喜，会促使心神不安，甚至语无伦次，举止失常。故冠心病患者应保持情绪稳定、心情舒畅，切忌大喜大悲。

冠心病是一种反复发作、治疗周期长的疾病。患者出院后在家，在长期的服药、饮食、运动锻炼等治疗过程中常常会丧失对疾病治愈的信心，对治疗持怀疑的态度，并且感到沮丧。对此，患者首先要有战胜疾病的信心：冠心病是可防可治的！疾病经过治疗后可恢复日常活动！其次，患者及日常照顾者需明确了解，不良情绪可能导致心绞痛，甚至心肌梗死，所以应及时发现患者的不良情绪，给予适当的开导，只有这样，才能解除患者对疾病预后的怀疑、沮丧心情。

国内外的研究表明，冠心病患者常伴有焦虑及抑郁。焦虑、抑郁水平可以直接影响到心脏自主神经失衡的程度，使自主神经对相关刺激的调节灵敏度下降，不稳定性增加。还可导致患者儿茶酚胺及去甲肾上腺素水平的增高，使心率加快，血压升高，心肌耗氧量增加，诱发冠心病急性缺血事件的发生。如果患者焦虑及抑郁严重，应及时就医，给予一定的药物治疗。

经研究，"A"型性格（表现为易激动、好胜、时间紧迫感及对外界刺激反应强烈等，是焦虑状态的一个危险因素）的人更易患冠心病，故"A"型性格的人更需要控制自己的情绪。另外，完美主义者也容易产生不良情绪。完美主义是个体在生活中凡事具有追求尽善尽美的倾向，大部分人都不同程度地具备这种倾向。追求完美的人通常有很强的自尊心，在各方面对自己的要求都很高。但事实往往没有理想中的美好，故完美主义者常常存在对自己不满的情绪，这种不满情绪容易让他们陷入自卑、沮丧和抑郁，容易诱发冠心病的发生。对于完美主义者，自己应适当降低对自身的要求，俗话说得好，知足常乐。家属及日常照顾者也应该多点表扬、鼓励患者，减少不良情绪的发生。

四、严防便秘

便秘是常见的复杂症状，而不是一种疾病，主要是指排便次数减少、粪便量减少、粪便干结、排便费力等。上述症状同时存在2种以上时，可诊断为症状性便秘。通常以排便频率减少为主，一般每2～3天或更长时间排便一次（或每周<3次）即为便秘。便秘是高龄冠心病患者最常见的护理问题之一。当发生便秘时，患者用力排便使腹腔压力和心内压力增高，导致心率加快、心肌收缩力增强和心脏负担急剧增加，极易引起心绞痛发作，严重者可诱发急性心肌梗死，甚至猝死，故患者平时应保持大便的通畅。

冠心病患者要养成良好的排便习惯，定时排便，无论有无便意，都应按时

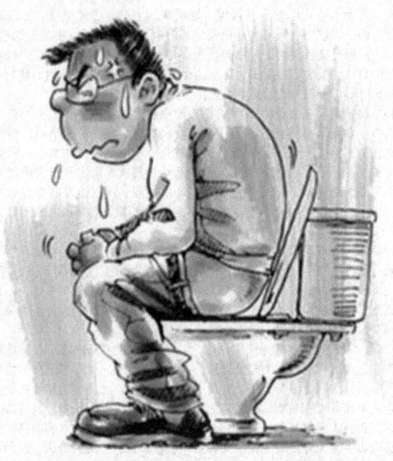

去厕所。一般排便时间选择在适合自己的时间，理想的时间是在饭后，特别是早餐后，因为此时肠道反射最强，每天固定在此时间排便，可以有效避免便秘。

日常生活中，必要的运动锻炼是保证胃肠道规律运转的重要措施，活动方式和活动量应根据患者冠心病病情及便秘程度进行调整。常用运动方式如太极拳、广播操、散步、球类运动等。如不宜运动者，可以在家活动手和脚。日常饮食上应注意荤素搭配，粗细搭配。多吃富含纤维素的蔬菜水果（如图4-2所示），如芹菜、麦麸、糙米、番薯、香蕉、芒果、绿叶蔬菜等。

如大便不畅，可以用以下方法治疗便秘。

（1）手法按摩

取屈膝仰卧位，放松腹肌，以双手食、中、无名指重叠沿结肠走行，即升结肠—横结肠—降结肠—乙状结肠—直肠（右下腹向右上腹横向至左上腹至左下腹）环形按摩，以利排便，每日做10分钟左右（如图4-3所示）。

（2）药物通便

口服泻药，如用杜密克或中药通便，亦可使用番泻叶：3～9克，浸泡在

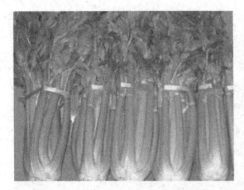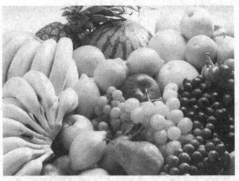

图 4-2 富含纤维素的蔬菜水果

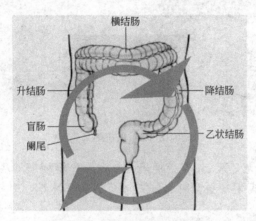

图 4-3 治疗便秘手法按摩

200～300ml 的沸水中，年老体弱者服用 100ml 左右，习惯性便秘者或体质较好者可服用 150ml，一般服药后 4～10 小时可以排便 2～5 次。除使用口服泻药外，冠心病患者还可以使用简单通便剂，如开塞露、甘油栓、肥皂栓等，对于老年冠心病患者，使用肥皂栓为宜，但有肛裂、肛门黏膜溃疡、肛门剧烈疼痛者，不宜采用简易通便剂塞肛。

（3）便秘中药外治法

适用于老年人、年老体弱、便秘不宜内服导泻药的患者。

① 芒硝末 3 克、皂角末 2 克填脐上，外用麝香风湿膏固定。适用于大肠燥热者。

② 大黄、川朴等份水调敷脐。

③ 麦冬 15 克、生地 15 克、当归 9 克、白芍 9 克、川芎 6 克、甘草 6 克、桃仁 9 克、麻仁 15 克，煎水抹脐腹部。本法有润肠通便作用。

④ 当归 60 克，大黄 30 克，芒硝、甘草各 15 克，煎汤抹腹部，主治大便燥结。

⑤ 枳实 30 克、川朴 15 克、丁香 7 克，加盐适量炒热，包布烫敷腹部。

（4）便秘药粥疗法

用粥通便，即获得通便效果，又无损身体。

① 芝麻粥：黑芝麻适量，淘洗干净，晒干炒热，研碎，瓶装存储。每次取20克，与粳米40克煮成粥。

② 杏仁粥：甜杏仁20克、粳米100克。将甜杏仁用热水泡软去皮，与粳米煮成粥。适用于肺虚咳喘而便秘的老年便秘者。

③ 核桃粥（如图4-4所示）：核桃仁4个，粳米100克。将核桃仁捣烂，与粳米共煮成粥。

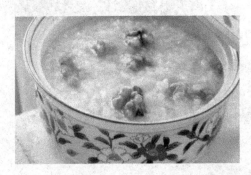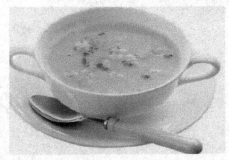

图 4-4　核桃粥

④ 无花果粥：无花果30克，粳米100克。先将粳米淘洗干净，加水煮沸，然后加无花果，煮成粥，服食时可加入适量蜂蜜和冰糖。有痔疮的老年便秘者可用。

五、吸烟危害大

吸烟是人类疾病和死亡的重要原因。众所周知，吸烟明显增加了肺癌的发生。殊不知，吸烟同样可以引起冠心病，其原理是吸烟可造成动脉壁氧含量下降，烟中的尼古丁刺激血管引起血管收缩，加重心肌的缺血缺氧。吸烟与不吸烟比较，冠心病的发病率和病死率增高2～6倍，且与每日吸烟的数量呈正比，吸烟者戒烟后发病危险可减少。

可能导致冠心病、心肌梗死的危险因素非常多，如血脂异常、高血压、吸烟、糖尿病、肥胖、缺少活动等。现在大家对降压、降糖、降血脂都很重视，但是有些患者对戒烟却不以为然，其实冠心病患者如果戒烟，死亡率可以降低36%。有研究表明，戒烟后心血管系统可以逐渐发生"好"的变化，有些反应甚至可以用立竿见影来形容。具体说来：从吸最后一支烟起，20分钟内血压下降，体温、心率恢复到正常；24小时内，患者发生心肌梗死的风险就开始降低；1年内，冠心病的风险即可降低50%；戒烟5年内，脑卒中或脑出血的风险可以降低到与不吸烟者相似的水平；戒烟 15 年内，冠心病的风险可以最终降低到与不吸烟者相似的水平。不仅如此，国外的医药经济学研究表明，相对于控制血压、血糖和血脂，戒烟还是针对冠心病最为经济实惠的干预手段。

大家普遍认为，吸烟对吸烟者有很大危害，殊不知，二手烟对人类的危险同样很大。二手烟是指在烟草燃烧过程中散发到周围环境中的烟雾，包括烟草燃烧散发到空气中的烟雾和吸烟者吐出的烟雾。二手烟在成分上与吸烟者吸入的烟雾没有差别，虽然没有直接吸食香烟，可是烟雾呼入体内，仍能对身体造成危害，甚至比吸烟者的危害更大。很多研究证明，暴露在二手烟环境中，能导致癌症、心血管疾病和呼吸系统疾病等。2007 年卫生部发布《2007 年中国控制吸烟报告》中指出，我国有 5.4 亿人遭受被动吸烟之害，其中 15 岁以下儿童有 1.8 亿，每年死于被动吸烟的人数超过 10 万，而被动吸烟危害的知晓率却只有 35%。作为冠心病患者，不仅自己要禁止吸烟，还要保护自己避免吸食二手烟。

冠心病患者该如何积极戒烟，避免吸入二手烟？患者可以按照健康相关行为改变理论中的"知信行模式"（KABP 或 KAP），它将人类行为的改变分为获取知识、产生信念及形成行为三个连续的过称，简单地表示："知识-信念-行为"。知识是基础，信念是动力，患者行为的产生和改变是目标。运动这种理论可以这样实施：首先，患者应认识到吸烟的危害和戒烟的好处；其次，患者形成吸烟产生冠心病的信念，产生自觉戒烟的积极态度，并且有成功戒烟的信心；再者，患者要付诸行动，最后成功戒烟。具体方法是：①冠心病患者充分认识吸烟的危害，吸烟致癌、诱发心脏、肺等各种疾病，极易诱发冠心病的发生。②冠心病患者一定要有戒除烟瘾的信心。③冠心病患者一定要付诸行动，把与吸烟有关的所有用品扔掉，如打火机、烟、烟灰缸等；避开吸烟场所，如朋友吸烟，告知其你已戒烟，请勿发烟给你；其他家属吸烟，请其避开你吸烟；家属及日常照顾者要积极支持、监督患者戒烟；烟瘾来时，可以口嚼无糖口香糖，并且转移自己的注意力，可以做些自己感兴趣的事情，如看报纸、散步等；觉得戒烟非常困难，可以咨询吸烟门诊帮助戒烟。

六、　不可饱餐

临床上有些心肌梗死的病人就是发生在饱餐后的，所以冠心病患者一定要引以为戒。饱餐后，由于食物需消化和吸收，会使心脏的需氧量急剧增加，但是冠心病患者的冠脉已经狭窄，不能相应地增加供血量，从而不能满足心脏对氧的需求，引起心肌缺氧，最终导致心绞痛的发生，甚至是心肌梗死。其次，饱餐后血脂增高，血液黏稠度增高，血小板黏附性增强，冠状动脉局部血流缓慢，血小板易于聚集，容易导致冠状动脉血栓的形成，从而形成急性心肌梗死。再者，进食后血中的儿茶酚胺浓度增高，使血压升高，引起一系列变化使冠脉血流量减少，从而使心肌缺血进一步加重，并诱发一系列心律失常。还有，有些人在饱餐后迷走神经功能亢进，可引起心搏骤停或猝死。

在饮食上，冠心病患者可以少量多餐，一天可吃3～5餐，每餐七八分饱即可，避免过饱诱发心绞痛发作。一天饮食的配比可以遵循以下的食物：一袋牛奶（250ml），250克碳水化合物（半斤米饭），三份高蛋白食物（鸡蛋一个，瘦肉一两，鱼肉2两），新鲜蔬菜和水果500克（一斤）。

饮食应注意少盐、少脂肪、少胆固醇饮食，食盐中的钠离子可以引起人体内水的潴留，加重心脏的负担。高脂肪、高胆固醇饮食容易引起高脂血症，诱发冠心病，所以冠心病患者不应该吃肥肉，避免食用动物油，做菜改用调和油或花生油。不吃动物内脏等高胆固醇的食物，如猪肝、肾、脑、鱼子、蟹黄、螺肉等。除此以外，冠心病患者饮食上还应注意高蛋白、高维生素、高纤维素饮食，如多吃瘦肉、鱼肉、鸡蛋、豆制品、蔬菜和水果，既可以提供人体所需的蛋白质，也富含维生素及纤维素，增强冠心病患者的抵抗力，保持排便通畅。

少茶忌酒。有研究表明，喝浓茶可以导致心跳加快，人体耗氧量增加，加重了心脏的负担。部分患者喝茶后还出现兴奋或者失眠的情况。所以冠心病患者，特别是有心律失常的患者应该少喝浓茶。如果患者有喝茶的习惯，应该以清淡、适量为宜。可以选择绿茶、普洱茶、菊花茶等。不同的研究对饮酒与冠心病的关系有不同的看法，但越来越多的临床医生认为适量饮酒对冠心病患者无害，但要避免暴饮暴食，特别是一次性暴饮。饮酒最常见的变化是心率加快、血压上升、心肌需氧量增加，所以冠心病的患者切记不可过量饮酒，特别是一次性暴饮。

七、 性生活有讲究

各种心血管疾病对性生活有着不同程度的影响，其性活动及性能力均会有所减退。此外，由于心血管疾病对患者身心的影响，很多患者不同程度地对性生活失去兴趣，并导致焦虑和抑郁。那么冠心病患者可以进行性生活吗？建议以下情况适合性生活：

① 无或仅有轻微心绞痛患者进行性生活是合适的。

② 无并发症的心肌梗死患者如果在轻度至中度体力活动情况下不出现心脏并发症，心梗后1周以上性生活是合适的。

③ 心肌梗死患者已接受完全血运重建者性生活是合适的，须符合：接受冠脉支架植入术后数天且穿刺点无并发症，或接受冠脉搭桥术后6～8周，且证实胸骨切口已愈合。

④ 接受非冠状动脉开胸手术，术后6～8周，且证实胸骨切口已愈合者。

⑤ 心肌梗死患者对未接受冠脉支架植入术或冠状动脉搭桥手术者（未完全血运重建者），需先用运动平板实验评估残存心肌缺血的严重程度。

⑥ 不稳定型心绞痛或难治性心绞痛患者性生活需延迟至病情稳定和得到合理治疗后。

当患者基本无发作心绞痛，上下两层楼或步行两千米无感到任何不适，对性生活不感到恐惧时可以恢复性生活。性生活一般每周1～2次为宜，避免在疲劳、紧张、情绪激动时进行。

一般人认为节制冠心病病人的性生活就是因为性生活是体力活，实际上对冠心病病人来说，性生活时心理及情绪的变化与体力能力一样重要。性生活时病人兴奋、紧张，害怕性生活失败等因素同样加重着心脏的负担，所以性生活时需放松身心。患者行性生活时，特别是病后初次行性生活，大多心理都充满恐惧、害怕失败等不良情绪，这些不良情绪明显加重了心脏负担，所以，患者病后初次行性生活时应放松身心，不可过于紧张。伴侣同样应尊重、支持患者，若性生活失败，应鼓励、理解患者，不可以指责或唉声叹气等不良情绪影响患者。如确实担心性生活导致不适，可在性生活前半小时口服一片长效单硝酸异山梨酯。

性生活时，该如何减轻患者的体力劳动以避免心绞痛？①可以放轻音乐、洗温水澡，夫妻间互相鼓励以放松身心；②可以通过语言、抚摸、灯光等增加氛围，延长前奏时间以保证质量；③性交之前最好能有一段休息时间，早晨是一个理想的时间；④为减轻患者心脏的负担，可以选择较温和的性生活方式，如患者在下位。对于性活动中感到气短和疲劳的心力衰竭患者，建议在性交中使用半卧位，这样既可以降低活动等级，在发生呼吸困难时又可以得到休息。

当性生活出现下列情况时，需立即咨询医生。①性生活时或性生活后出现胸闷、胸痛；②性生活后出现气短、心悸持续15分钟以上；③性生活后不易入睡或整天都感到非常疲惫。

八、"打鼾"的危害

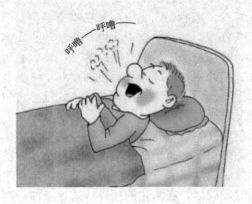

"打鼾"，医学术语为鼾症、打呼噜、睡眠呼吸暂停综合征。大多数人对"打鼾"是司空见惯而不以为然，甚至有人把"打鼾"看成睡得香的表现，但令多数人意想不到的是，"打鼾"与心血管疾病如冠心病、高血压、心律失常等有密切的联系。由于"打鼾"使睡眠呼吸反复暂停，造成人体缺氧，形成低氧血症，而诱发心绞痛、心肌梗死甚至猝死。近年来，越来越多学者认为睡眠呼吸暂停综合征是心肌梗死独立的危险因素。有研究表明，冠心病病人睡眠呼吸暂停综合征的发生率明显高于非冠心病病人。

"打鼾"是可以治愈的！如果患者有"打鼾"，可以从以下几种方法减轻"打鼾"的危害：①正确选用枕头，不可用软枕，可选用质地稍硬的枕头，高度以一竖起的拳头大小为宜。②可多侧睡，因仰睡或趴着睡比较会让呼吸道不顺畅，侧睡时，松弛的肌肉会倾向一边，比较不会堵住呼吸道。③睡前不要从事刺激的活动，不要让情绪太过激昂，因为神经会无法立刻放松，使得晚上无法安安稳稳地休息。④避免吸烟、饮酒和服用刺激性药物，吸烟、饮酒和刺激性药物会让肌肉更加松弛，而更会堵住呼吸道。⑤避免服用镇静药，如长期失眠患者，应咨询医生后遵医嘱用药。⑥"打鼾"的发生率随年龄及体重指数的增长而增多。有研究表明：肥胖是睡眠呼吸暂停综合征发病的重要危险因素，肥胖程度与其轻重程度密切相关，肥胖者的鼻息肉通常也较肥大，而且喉咙和鼻子内的肉也较肥厚，比较容易会堵塞住呼吸道，故应与患者一起制订合理的饮食结构及运动方式以减轻减体重。⑦如果"打鼾"严重，应该咨询医生，可通过如咽腭成形术、下颌前徙术及口腔矫治器等治疗。近年来，持续气道内正压通气治疗疗效确切，逐渐被接受。⑧家庭也可自备氧气袋，睡眠时吸氧，缓解"打鼾"的危险。

九、冬春季节冠心病的防护

在医院，每年的冬春季节，冠心病患者就特别多，病情特别重。有份报道指出，阿尔卑斯地区在春秋季时，心肌梗死的病人明显增多。我国山东地区在3～5月份心肌梗死的发病率最高，北京地区每年的4月和11月是冠心病心肌梗死的发病高峰期。如此可见，冠心病的患者在冬春季节更易发作，主要是因为冬春季节气温变化大，天气寒冷，寒冷使血管收缩，冠状动脉收缩后血流减少，而寒冷反馈机体加速产热，故加重了心脏的负担，容易诱发冠心病。另外一个原因是冬春季节天气变化大，寒冷常常诱导呼吸系统的疾病，呼吸系统疾病常常加重了心脏病患者的心脏负担，使冠心病患者病情加重。故冠心病病人如何度过冬春季节就成了一个十分重要、严峻的问题。

冠心病病人该如何度过冬春季节？首先，冠心病患者在冬春季节需坚持服用冠心病的常用药物，如阿司匹林、硝酸乙酯类药物及他汀类药物等，还要备好急救物品和药品，如硝酸甘油片、氧气等。定期复查，感觉胸前区闷痛、气喘、频繁发作心绞痛等不适时应就医，在医生的指导下适当增加药物。其次，冠心病患者应注意防寒保暖，避免受凉。根据气温变化，及时更换衣服被褥、注意保暖。部分地区天气异常寒冷，有条件者可以使用暖气保暖。提倡冷水洗脸、温水洗澡，提高皮肤的抗寒能力，但是温水洗澡时一定要注意水温不宜太高，控制在41～45℃左右，因为水温太高同样可以引起心肌梗死。当水温太高时，全身的皮肤、肌肉的毛细血管扩张充血，全身的有效循环血量下降，心脏、脑等重要器官的血液相对供应不足，容易引起心肌梗死，也有病人出现头晕导致摔伤的情况，所以冠心病患者洗澡时水温不宜太高，时间不宜太长，切记门不能反锁，以防突发晕倒或不适时不能及时开门救治。再次，冠心病患者还应积极预防支气管炎和上呼吸道感染等疾病，如有高血压或糖尿病，应给予积极的治疗，以防其他疾病加重或诱发冠心病的发作，有条件者，可以在临睡前吸氧 10～20 分钟，吸氧流量不需太高，选择每分钟 1～2 升即可。再者，冠心病患者应该坚持体育锻炼，如户外散步、太极拳、气功、快走、慢跑等，如遇有骤冷、暴雪、大风等天气变化时，适当减少室外活动并且减少活动量，可以参加室内活动，如乒乓球、太极拳等。再者，冬春季节，早晚寒凉，冠心病患者应避免疲乏、紧张、情绪激动、饱餐，尽量避免外出，尽量少参与社交活动和长途旅行，适当克制性生活。如需外出，需准备足够的衣物御寒，根据气温及时增减衣物；尽量使用省力的交通工具，避免体力活动过大而诱发疾病。最后，冠心病男性多于女性，随着年龄的增长，前列腺增生也日益严重，夜尿增加，患者夜间起床如厕时，切忌贪图方便而不增加衣物，患者可以入睡前如厕，排干净尿后上床睡觉，亦可以在卧室放置集尿器，但如需出卧室如厕，一定要记得外披衣服保暖，可以在睡觉前将衣物放置在方便拿到的地方。

十、 冠心病患者外出旅游注意事项

旅游是一件能令人放松身心，增加社会阅历，开阔视野，丰富生活，提高自我的活动。一般来说，冠心病患者 50 岁以上的居多，而这些人退休之后，就有很多空闲时间，他们中不乏喜欢旅游的人。而患有冠心病对身体的危害是很大的，容易发生意外，所以很多冠心病患者不敢去旅游。但随着医疗及生活水平的不断提高，越来越多的冠心病患者希望出去旅行，投身到大自然的怀抱中去享受大自然的乐趣、美景，陶冶性情、增长见识、锻炼体力，这种愿望也在情理之中，哪些冠心病患者可以出去参加旅游呢？

冠心病患者在病情稳定的情况下，如 3 个月内无发生心绞痛，心肌梗死病情已稳定 1～2 年，一般的体力活动后无不适，是可以外出旅游的。如果患者上下两层楼即出现气短，休息可以缓解，但做一般的家务活无不适者，不提倡远游，尤其避免爬山、游泳等剧烈活动，避免长时间的走动。如果患者上下一层楼即气喘，不适合出去旅游。

冠心病患者出去旅游，应该注意些什么呢？冠心病患者外出旅游应做好充分的准备。第一，应到医院做一次全面检查，经医生确诊病情处于稳定状态时可进行旅游，告知医生旅游地点及持续的时间，以备足够的药物，避免在旅游过程中药物中断。旅游时必须按时、按量服药。如年龄大容易遗忘服药者，应采取有效的方法提醒自己服药，比如养成早餐后或晚上睡觉前服药的习惯，或者带上备忘本，用手机调好服药的闹钟，叮嘱陪伴人员提醒自己服药等。如确实已经遗忘服药一次，当相同药物的下一次服药时间已经接近时，不能补服上一次的药物。

第二，冠心病患者最好不要单独出行，如果有伴侣或子女同行更好。同行者需了解你的病情，熟悉你吃的药物，清楚你放药的位置，以便督促你吃药。备好硝酸甘油片，以便不适时含服。注意硝酸甘油的有效期，一般 6 个月要更换一次，存放在棕色密封瓶中，以防药物见光分解、受潮及变质而失效。

第三，建议旅途最好不要太远，缩短旅游路线及时间，尽量选择休闲旅游，旅行途中要注意劳逸结合，应以游览观光为主，量力而行，避免过度疲劳，勿攀高山，勿走险境，勿好强逞能，以轻松自如为主旨，最好上午旅游，下午回宾馆午睡、休息。每日活动时间不超过 6 小时，睡眠休息时间不少于 10 小时。选择舒适的出行方式，避免劳累，可选乘火车，因为火车受气压影响较小，对冠心病患者有利。总之，旅游的原则是：时间和日程安排宜松不宜紧，路途宜短不宜长，活动强度宜弱不宜强。

第四，冠心病患者出行前需查清旅游路线各地点的天气情况，准备合适的衣物，及时增减衣服，避免受凉。旅游时间应选择在气候温暖适宜的时候，不应是酷夏，也不能在严寒时期，还需注意整个旅行过程各地点的气温温差变化应是不大的，以防气温变化大时突发不适。

第五，饮食要清淡，富有营养，同样需少量多餐，避免饱餐，每餐七八分饱即可，食物应注意是少盐、少脂肪、少胆固醇、高蛋白、高维生素的饮食，即多吃瘦肉、鱼肉、蔬菜和水果，不吃动物内脏、鱼子、肥肉等。保持大便通畅，定时排便。注意饮食卫生，避免腹泻，以免因饮食不洁或过饥、过饱、便秘等而诱发冠心病。同时，如他乡遇故知，会见朋友，切记不能暴饮暴食。

最后，如在旅游过程中出现心绞痛，应立即舌下含服硝酸甘油片，如 5 分钟内疼痛缓解，缓解后应注意休息；如疼痛不易缓解、程度加重或发作比之前频繁，则一定要在陪同人员的护送下去当地医院就诊，切记不能随便服急救药后继续旅游，敷衍了事。

（编写者：陈凌、林丽霞、丘伟燕、李芸、黄嘉熙）

第二节　冠心病日常自我监控

冠心病患者在日常生活中不仅需要合理的饮食、合理的运动与休息，自我监测脉搏、血压、血糖、体重等也是观察疾病发展转归的手段。

一、自测脉搏、血压

1. 自测脉搏

人的寿命与心率是息息相关的，如果静息心率每分钟 60 次左右，其寿命可能达 93 岁。冠心病患者在日常生活中可以自己监测脉搏来初步判断心脏的健康状态。脉搏作为生命体征的重要组成部分，是人体重要的生命活动现象。当人体处于不健康状态时，脉搏的变化对正常的生命活动带来一定的影响，严重时危及患者的生命。患者通过自数脉搏训练学习计数脉搏后，一方面可以随时了解自己的脉搏情况，及时向医生提供有价值的信息。另一方面，出院以后可以及时发现异常，及时就医，以免延误病情。

2. 自测脉搏的作用

（1）判断脉搏有无异常。

（2）动态监测脉搏变化，间接了解心脏情况。

（3）通过自我监测能够及时发现脉搏变化，协助诊断，为预防、治疗、康复、理疗提供依据。

（4）提高自我护理的能力。

3. 自测脉搏的方法

如图 4-5 所示。

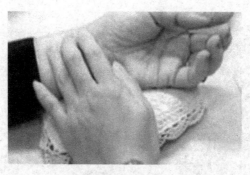

图 4-5　自测脉搏的方法

（1）首先取舒适体位，最好是坐位；

（2）然后将左手伸展平放，手掌向上；

（3）接着右手食指、中指、无名指指端表面并齐平放在腕部桡动脉（桡动脉：屈腕时，看到两条肌腱，靠近拇指的肌腱外侧与腕部横纹交界处），压力大小以能摸到脉搏为宜，正常脉搏计数半分钟乘以 2，就是每分钟的脉搏。脉搏不齐时计数 1 分钟；

（4）最后计数脉搏。

4. 自测脉搏注意事项

① 测量前应保持安静，如有剧烈活动，应先休息 20 分钟。

② 不可用拇指诊脉，因拇指小动脉搏动易与脉搏相混淆。

③ 如果发现脉搏短绌，应由两人同时测量脉率及心率 1 分钟。

④ 测量脉搏要选择患者的健侧肢体的桡动脉。

5. 自测血压

血压有动脉血压、毛细血管压和静脉血压之分。而日常生活中所说的血压是指动脉血压。体循环动脉血压简称血压，血压是血液在血管内流动时，作用于血管壁的压力，是推动血液在血管内流动的动力。心室收缩，血液从心室流入动脉，此时血液对动脉的压力最高，称为收缩压。心室舒张，动脉血管弹性回缩，血液仍慢慢继续向前流动，但血压下降，此时称为舒张压。而在监测血压时通常是选择上臂肱动脉的血压，是大动脉血压的间接测定。

家庭测血压可以选择水银柱血压计、压力表式血压计或全自动电子血压计，推荐使用符合国际标准（BHS 和 AAMI）的上臂式全自动或半自动电子血压计，尤其是老年人操作简单方便（如图 4-6 所示）。无论哪种血压计初次使用和使用一年后都应当与医疗单位标准的血压计进行校准。选择和使用大小合适的袖带，袖带气囊至少应包裹 80% 上臂。大多数人的臂围 25～35cm。应使用长 35cm、宽 12～13cm 规格气囊的袖带；肥胖者或臂围大者应使用大规格袖带；儿童使用小规格袖带。对血压正常的人建议定期测量血压，20～29 岁，每两年一次；30 岁以上每年至少一次。

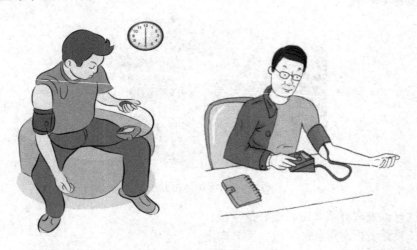

图 4-6　自测血压

目前我国采用国际上统一的高血压诊断标准：在未用抗高血压药情况下，收缩压≥140mmHg 和/或舒张压≥90mmHg，按血压水平将高血压分为 1、2、3 级（见表 4-1）。

表 4-1　高血压诊断标准

类　别	收缩压(mmHg)		舒张压(mmHg)
理想血压	<120	和	<80
正常血压	<130	和	<85
正常高值	130~139	或	85~89
1级高血压	140~159	或	90~99
临界高血压	140~149	或	90~94
2级高血压	160~179	或	100~109
3级高血压	≥180	或	≥110
单纯收缩期高血压	≥140	和	<90
临界收缩期高血压	140~149	和	<90

(1) 测血压的步骤（以水银血压计为例）

① 被测量者至少安静休息 5 分钟，在测量前 30 分钟内禁止吸烟或饮咖啡，排空膀胱。

② 被测量者取卧位或坐位，坐位者最好坐靠背椅，裸露右上臂，上臂与心脏处在同一水平。如果左右两侧上臂血压值差别较大者，应测血压值高的上肢。

③ 打开血压计，放在被测肢体近旁的平稳处。血压计的水银槽应与患者心脏在同一水平位置，过高过低均能影响测量的准确度。

④ 将袖带里面的空气挤出后，平整无褶地贴缚在被测者的上臂，袖带的下缘应在肘弯上 2.5cm （相当于两横指）处，松紧适宜，以能插入两指为准。

⑤ 用手指摸到肘关节的肱动脉搏动处，戴好听诊器，将听诊器的探头放在动脉上，不要加压，也不能塞在袖带内。

⑥ 旋紧打气球上的螺旋帽，然后打气，使气囊内压力达到桡动脉搏动消失后再升高 30mmHg （4.0kPa），接着以恒定的速率（2~6mmHg/秒）慢慢旋松气门，使水银柱逐渐下降。在放气过程中仔细听诊。两眼平视水银柱的刻度，当听到第一声搏动时，水银柱凸面所指刻度为收缩压。继续将袖带内空气缓慢放出，当动脉跳动的声音突然变弱或消失时，水银柱凸面所指刻度为舒张压（如图 4-7 所示）。

⑦ 测量完毕后，将袖带中空气完全放出，解下袖带，锁好水银柱。

若家里是电子血压计：可根据电子血压计的操作流程进行操作（如图 4-8 所示）。

(2) 测血压注意事项

① 测量血压时需要安静舒适的环境，放松心情，避免焦虑与激动。

② 测量血压前半小时不作剧烈活动，不吸烟，不饮茶或咖啡，不憋尿，否则测得结果会偏高。

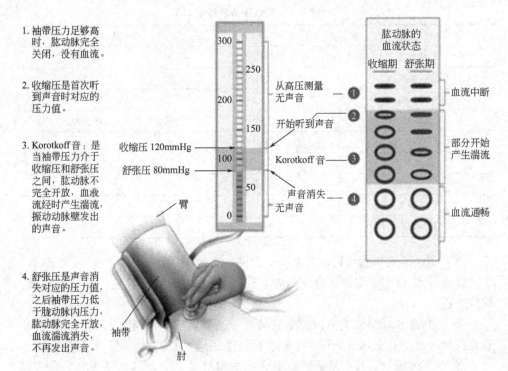

1. 袖带压力足够高时，肱动脉完全关闭，没有血流。

2. 收缩压是首次听到声音时对应的压力值。

3. Korotkoff 音：是当袖带压力介于收缩压和舒张压之间，肱动脉不完全开放，血液经过时产生湍流，振动动脉壁发出的声音。

4. 舒张压是声音消失对应的压力值，之后袖带压力低于肱动脉内压力，肱动脉完全开放，血流湍流消失，不再发出声音。

300
250
200
150
100
50
0

肱动脉的血流状态
收缩期　舒张期

从高压测量无声音 ①　血流中断

开始听到声音 ②

收缩压 120mmHg
舒张压 80mmHg

Korotkoff 音 ③　部分开始产生湍流

声音消失无声音 ④　血流通畅

臂
袖带
肘

图 4-7　水银血压计测血压步骤

③ 测量时坐着休息 5～10 分钟，然后将袖口放松，上臂裸露，手掌向上平伸，肘部与心脏在同一水平上，袖带下缘高于肘部 1～2 厘米，袖带平覆紧贴皮肤绑扎，松紧合适。

④ 如果是用电子血压计测量，要严格按照操作规程，尤其袖带上有标志的地方内有压力传感器，要置于上臂内侧的动脉上，这样才能正确感受动脉内血流的压力，否则将会影响测量结果。

⑤ 如果是用水银柱血压计测量，则要将听诊器头置于袖带下缘肘窝的肱动脉上，然后充气放气，注意听声音的变化。

⑥ 由于血压随时随地都在变化，一次测压完成后可静待 2 分钟再测后次，取其平均值。如果某一次测量血压数值偏高，无需紧张，可在不同的时间多测几次，便可了解血压的波动情况。

⑦ 每天的 7:00～8:00 和 19:00～20:00 测量血压较适宜，刚开始服用降压药或调整降压药种类和剂量时，应连续测量 3 天的血压，以后需每周测 2～3 天。血压控制平稳者，可每周 1 天测量血压。对初诊高血压或血压不稳定的高血压患者，建议连续家庭测量血压 7 天（至少 3 天），每天早晚各一次，每次测量 2～3遍，取后 6 天血压平均值作为参考值。如出现头昏、头痛、头胀等症状应及时补测。

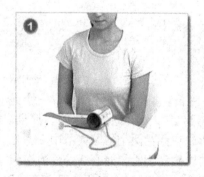

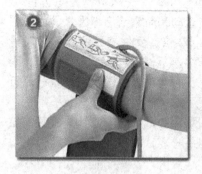

测量血压

左臂、右臂都可以进行测量。
※预先上好厕所
※测量时请在温度适宜的房间进行。

适用范围：用于测量人体血压及脉搏

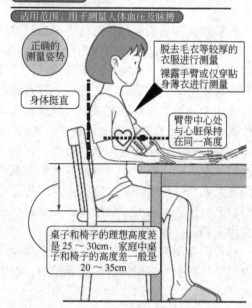

正确的
测量姿势

身体挺直

脱去毛衣等较厚的
衣服进行测量
裸露手臂或仅穿贴
身薄衣进行测量

臂带中心处
与心脏保持
在同一高度

桌子和椅子的理想高度差
是 25～30cm，家庭中桌
子和椅子的高度差一般是
20～35cm

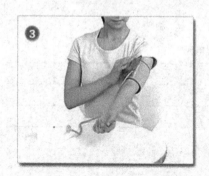

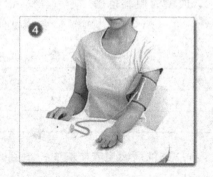

图 4-8　电子血压计测血压步骤

⑧ 家中测量血压贵在规律地测量，并坚持。最好能够详细记录每次测量血压的日期、时间以及所有血压读数，而不是只记录平均值。应尽可能向医生提供完整的血压记录。

（3）降压目标

① 建议普通高血压患者血压降至＜140/90mmHg，年轻人或糖尿病患者降至＜130/80mmHg，老年人收缩压降至＜150mmHg，如能耐受，还可进一步降低；②肾脏疾病（包括糖尿病肾病）应严格控制血压（＜130/80mmHg），当尿蛋白＞1g/d 时，血压目标应＜125/75mmHg。

二、 学会测血糖

糖尿病容易引起冠心病这一事实已被国内外学者所公认。糖尿病患者与非糖尿病者相比，冠心病发病和死亡率分别增高 2～4 倍。2 型糖尿病通常有一个无症状的高血糖期，包括糖耐量异常，这是正常糖耐量和糖尿病糖耐量的过渡期。糖尿病患者有无症状的心肌梗死，以致延迟诊断。在芬兰两个地区人群中 2 型糖尿病患者随访 7 年的研究表明，糖尿病者与非糖尿病者相比，冠心病的危险在男性高 3～4 倍，在女性高 8～11 倍。ARIC 研究也显示，对美国中年人随访 4～7 年，在调整了社会经济因素、吸烟、饮酒、参加运动和激素治疗等因素之后，男性糖尿病者冠心病的相对危险是无糖尿病者的 2.52 倍，女性糖尿病者的相对危险则为 3.45 倍。所有冠心病患者，以及有糖尿病家族史、年龄大于 40 岁、吸烟、高血压、高血脂、曾发生妊娠糖尿病或生出巨大儿者，由于其患糖尿病的机会大大增加，因此应定期监测血糖。

目前常用的为快速血糖仪，包括血糖仪、相对应的试纸、采血针头，其中血糖仪的代码要与试纸的代码是相同的，患者在购买时需认清楚，避免血糖值出现偏差。

1. 血糖的控制范围

(1) 正常的血糖值范围（如表 4-2 所示）

表 4-2　正常血糖值范围

空腹血糖	3.9～6.1mmol/L
正常饮食后餐后 2 小时血糖	≤7.8mmol/L
任意时间血糖	≤11.1mmol/L

(2) 2 型糖尿病患者血糖的控制目标（如表 4-3 所示）

表 4-3　2 型糖尿病患者血糖控制目标

	目标值
空腹血糖	3.9～7.2mmol/L(70～130mg/dl)
非空腹	<10.0mmol/L(180mg/dl)
糖化血红蛋白(HbA1c)	≤6.5%

对于年轻或胰岛功能尚好的 2 型糖尿病患者，应尽可能使糖化血红蛋白 (HbA1c) 控制在 6.5% 以下，对于年老患者、糖尿病病程长或合并相关并发症者，糖化血红蛋白 (HbA1c) 目标可放宽至 7%～7.5%。高血压合并糖尿病患者的理想目标是空腹血糖≤6.1mmol/L 或糖化血红蛋白 (HbA1c) ≤6.5%。

（3）对于 1 型糖尿病患者，血糖控制目标为空腹血糖（FPG）4.0～7.0mmol/L，餐后血糖<9.0mmol/L，糖化血红蛋白（HbA1c）<6.5%。若低血糖发生率高时可将上述指标适当放宽松。

2. 监测血糖的最佳时间

在家测血糖时主要选择空腹或餐前、餐后两小时为三个监测点，假如是初发糖尿病以及调整药物等患者需要咨询医师来相应调整测血糖的频数。空腹血糖是指隔夜空腹 8 小时以上、早餐前采血测定的血糖值。餐前血糖是指早、中、晚餐前测定的血糖。餐后两小时血糖是指早、中、晚餐后两小时测定的血糖。还有就是随机血糖，是指一天中任意时间测定的血糖。

监测餐后两小时血糖的目的是为了检查当前的饮食、药物等治疗计划是否良好地控制血糖，因此从吃第一口饭开始计时，并且精确到分，用同一块表计时，不能从进餐中间或结束后开始计时。在进食及药物方面需要保持跟其他时间是一样的，不能因为测量这个血糖值而故意减少食物量或者停服药物，这样是不准确的。

3. 自我监测血糖的操作流程

（1）测试前准备

①检查血糖仪与试纸的代码是否相符合；②检查试纸的日期是否在有效期内。

（2）彻底清洗和干燥双手后，活动手指并让手臂下垂 30 秒，以便血液充分流向手指末端，便于采血。

（3）将试纸插入血糖仪中，待血糖仪指示后放置待取血。

（4）酒精棉签消毒其中一手指后待干，用采血针刺破手指，用干棉球擦掉第一滴血，将第二滴血置于血糖试纸指示条上，需完全采满试纸指示条所要求的血量。

（5）从血糖仪上读出数值，在此期间需用干洁的棉球按压手指刺破处止血。

（6）记录好血糖日记，包括每天测血糖的时间、血糖值、进餐情况及进餐时间、每天的运动量和运动时间、用药量与时间以及一些特别事件，例如腹泻、发烧等。医院就诊时可带上血糖日记便于医生快速诊断。

4. 自我监测血糖的注意事项

（1）样本采集时间

在采集空腹血糖时，早上超过 10 点以后，此时病人仍未吃早餐，由于早上空腹时间过长，体内各种激素的作用可导致血糖值改变。对餐后 2 小时血糖，有些病人可能吃完饭后才计算时间，正确的计时方法应从第一口饭开始。

（2）采血量不足

当采血量不足时，往往不能完成一次测试；即使有时会有测试结果产生，也不准确。所以，每次采血应采一滴完整的血，让血液一次充满试纸测试区。假如出现未采完整的一滴血出现数值时应重新测量。

（3）病人的个体差异

如病人怕疼，取标本的时候针刺比较浅，采集的标本以组织液为主，此时容易造成所测血糖偏低；再者就是，同一个人前后两次采血结果不一致，这是因为第一次采血时，病人由于疼痛而产生紧张心理，使肾上腺素及去甲肾上腺素分泌增加，从而使第二次测得的血糖值瞬间升高。

（4）试纸保存

①试纸应置于干燥阴凉处，温度不高于 30℃，避免阳光直射和高温，不能放冷藏或冷冻；②试纸应在血糖试纸的有效期内使用，切勿使用过期试纸，所以开封试纸也注明开启日期，要按说明书规定的期限内使用，超过规定时间的试纸应丢弃；③从试纸瓶中取出的血糖试纸应立即使用，不能过长时间暴露于光线和空气中，且每次取出试纸后应立即盖紧瓶盖以防试纸受潮失效；④试纸只能保存在原装瓶中，切勿将试纸转存于另一试纸瓶或其他容器中；⑤切勿使用弯曲、潮湿、切开和破损的试纸。

（5）使用者操作要点

①采血前擦干汗液，并用酒精消毒指尖，待酒精干后才采血，第一滴血用干棉签拭去，取第二滴血进行测试；②居家血糖监测每次要更换针头，针头不能重复使用，每条试纸配套一个针头。

三、 定期测体重

体重超重率的增加是全世界的趋势。人口的城市化、国民生活水平的提高、失衡的营养结构、不良的饮食习惯和体力活动的减少，使我国人群中肥胖人数逐年上升。超重和肥胖不仅与冠心病发病的危险有关，还增加高血压、糖尿病、脑卒中、胆囊疾病、骨关节疾病、睡眠呼吸暂停以及子宫内膜癌、乳腺癌和结肠癌的发病危险。

体重指数（BMI）是一种衡量超重和肥胖的程度的国际标准，是世界卫生组织（WHO）推荐的肥胖分型标准参数。冠心病众多致病因素中，肥胖是最常见的因素之一，肥胖是脂肪代谢紊乱的主要原因，体重指数与血脂升高程度呈正比，肥胖者的周围脂肪组织过多，释放的游离脂肪酸增加，动脉粥样硬化的危险性增加。再者，肥胖的人其肥大的脂肪细胞对胰岛素不敏感，患者的糖耐量降低和高胰岛素血症以及葡萄糖代谢障碍，使得高血脂的发生率明显增高。因此BMI值越高，胆固醇和甘油三酯的含量越高，肥胖与冠心病的发生成正相关的关系。所以在日常生活中控制体重能在一定程度上预防冠心病的发生，也能减轻冠心病的严重程度。

四、 合并心衰患者注意事项

慢性心力衰竭（如图4-9所示）是大多数心血管疾病的最终归宿。在西方国

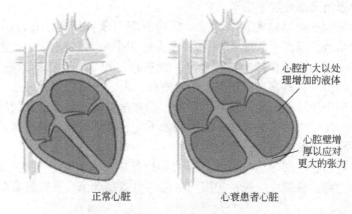

心腔扩大以处理增加的液体

心腔壁增厚以应对更大的张力

正常心脏 心衰患者心脏

图 4-9 心力衰竭

家，引起慢性心力衰竭的基础心脏病以高血压、冠心病为主；在我国，过去以心瓣膜病为主，如今冠心病和高血压也已成为心力衰竭的最常见病因，心瓣膜病和心肌病位于其后。自我护理是心力衰竭处理中另一个重要方面，即日常习惯的维持和出现心力衰竭症状时的反应。自我护理通过坚持治疗性生活方式改变，如按规定吃药、低盐饮食、限制液体摄入量、体能锻炼，以及对病情变化的症状和体征等，加强病人的自我管理。在美国，已提倡在心力衰竭病人中大力推广。

1. 心力衰竭的诱因

有基础心脏疾病（如冠心病、心肌病、心瓣膜病、先天性心脏病等）的病人，心力衰竭症状常由一些增加心脏负荷的因素所诱发。

（1）呼吸道感染

呼吸道感染是最常见、最重要的因素。

（2）心律失常

各种类型的心律失常可诱发，如快速性的心律失常及严重的缓慢性心律失常。其中心房颤动是诱发心力衰竭的重要因素。

（3）妊娠和分娩

（4）生理或心理压力过大

过度劳累、情绪激动、精神过于紧张。

（5）其他

钠盐摄入过多、摄入水量过多而尿量减少、未按医嘱停用药物（如洋地黄类药物）。

2. 服药的注意事项

（1）遵医嘱按时服药

许多病人由于长期吃药，产生了厌恶情绪，总想少吃药、不吃药，有的甚至未经医生允许自己停药，结果导致心衰加重、复发或急性发作，甚至导致死亡的情况也时有发生。如果想调整药物剂量、换药，都应经医嘱进行。

(2) 口服利尿剂的注意事项

①该类药物有氢氯噻嗪、呋塞米、螺内酯等，服药后的不良反应有低钾血症，表现为无力、腹胀；②服药时需每月或每3个月到医院监测血清钾离子浓度；③服药时可多食用含钾丰富的食物，如香蕉、橙子、西红柿、枣、无花果、杏、葡萄、话梅、马铃薯、菠菜等；④必要时，可遵医嘱口服补钾盐，口服补钾宜在饭后或与果汁同服，减轻胃肠道不适；⑤利尿剂宜在早晨或日间服用，避免夜晚服药后，夜尿过多影响睡眠；⑥肾功能不全、高钾血症者禁用利尿剂。

(3) 口服洋地黄类药物的注意事项

①该类药物有地高辛，其不良反应为洋地黄中毒，表现为食欲下降、恶心、呕吐、视物模糊、黄视或绿视；②服药时需每月或每3个月到医院监测血清地高辛浓度。

(4) 口服血管紧张素转换酶抑制剂（ACEI）的注意事项

①该类药物有卡托普利、依那普利、贝那普利、培哚普利、雷米普利、赖诺普利等，服药后有低血压、咳嗽、头晕、高钾血症等不良反应；②服药时需监测血压，预防直立性低血压，早上起床时，应缓慢地改变体位，防止血压突然下降，起立时不能突然，要缓缓而起，肢体屈伸动作不要过猛过快，例如提起、举起重物或排便后起立动作都要慢些；③口服该类药物应每月或每3个月监测肾功能情况及血清钾离子浓度。

(5) 服用β受体阻滞剂的注意事项

①该类药物有倍他洛克、比索洛尔、卡维地洛、阿替洛尔等，服药后有心率减慢、低血压、疲乏等不良反应；②服药时需监测血压和每分钟脉搏跳动次数，当脉搏低于50次/分时，暂停服药。

3. 日常生活注意事项

(1) 洗澡水温度不宜过热、过冷，因为过热可使血管扩张而降低血压，过冷会刺激血管而增高血压。常淋浴以加速血液循环，或以冷水、温水交替洗足。

(2) 戒烟和避免二手烟

已证明这项措施能减少不良预后和心力衰竭的病死率。

(3) 勤洗手、护齿、注意牙齿卫生、免疫接种，以减少炎症反应和感染。炎症和感染是引起心衰病人组织缺血的潜在因素。

(4) 避免对患者有不利影响的非处方治疗，如一些功效不确切的，可与心力衰竭药物发生相互作用的草本药物；非甾体类消炎药影响肾功能，引起水钠潴留并且导致心力衰竭的加重。病人记录自己所服用的所有药物，包括处方药、自购药和草药制剂，有助于医生评估药物可能的相互反应。

(5) 控制体重

体重易受液体潴留的影响，使用利尿剂导致体重下降并非真正的体重降低，只有达到理想体重指数（BMI）才是有效控制体重。病人应在每天早餐前、晨尿后身着薄衣测量体重，如果2天之间体重增加1.3公斤或1周内增加1.3～2.2

公斤，则应注意液体潴留可能，及时就诊。

（6）保持心情舒畅和乐观心态，适当减压，避免精神紧张、抑郁、焦虑、孤独等不良心理。

（7）对于代偿性和/或轻度稳定的心力衰竭患者（NYHA Ⅰ～Ⅱ级），进行性生活是安全的。但对于失代偿期或进展型心力衰竭（NYHA Ⅲ～Ⅳ级），不建议进行性生活，除非病情控制稳定和得到最佳的控制。

4. 运动的注意事项

运动锻炼能降低心力衰竭的死亡率、发病率和住院率，改善病人症状如疲乏和劳力性呼吸困难，增加体力，提高生活质量。运动能提高缺氧阈值，增加心力衰竭病人高峰摄氧量，增加冠心病病人冠脉血流储备。运动有益作用的机制主要是增加病人最大有氧运动量和次级运动力，逆转内皮功能不全、骨骼肌萎缩和通气运动的低效率。有研究还发现有氧运动能改善左室肥厚。

由于每个人体质、年龄、健康状况不同，应因人而异制订个体化的运动量。至于运动形式可根据个人爱好、年龄和身体健康状况选择中等量有氧运动，如步行、骑自行车、做广播操、跳舞等。对平时缺少锻炼者运动量应循序渐进，量力而行。

每周至少坚持5次30～40分钟中等量的有氧运动。因为每人情况各异，运动量的评估最好咨询健康保健机构和主诊医生。典型的运动活动应包括3个阶段：①5～10分钟的轻度热身运动；②20～30分钟的有氧运动；③5分钟放松运动，逐渐减少用力，使心脑血管系统的反应和身体产热功能逐渐稳定下来。

要想通过运动带来健康，首先应让每个人从内心深处真正认识到运动带来的重要性，从改变不良生活习惯开始，用散步、爬楼梯、家务劳动、园艺等活动代替久坐少动的生活方式，如长时间打牌、上网、玩电脑和看电视，即使工作需要久坐，也应该不断活动手脚，间歇起立活动片刻，以免产生静脉栓塞，甚至发生肺栓塞。至于运动是否达标，可每月考评1次，完成好的更要自我鼓励，树立信心，长期坚持，即使完成不理想，也不要放弃，及时修正方案。通过测量体重、代谢水平的监测，也可评价运动效果。

5. 饮食注意事项

（1）限制钠盐摄入

钠盐过度摄入是心力衰竭加重和急诊住院的一个独立的危险因素。中、重度心力衰竭和体液潴留的病人应严格限制钠盐的摄入，推荐每天摄入量不应超过2克（约相当于矿泉水瓶盖的1/2，还包括咸菜、腌菜、酱油等含盐的调味品、食品和零食用量），轻度病人合理的限钠盐水平为每天摄入量不应超过2～3克，且应根据病人心力衰竭的严重程度进行个体化处理。要达到限盐目的可通过：①减少烹调用盐，最好使用定量盐勺加盐；②控制酱油等含盐的调味品用量；③不吃或少吃咸菜、腌菜、腌肉等含盐高的食物和零食。通过上述方法达到限盐目的。

（2）限制液体入量

重度心力衰竭病人每天记录自己 24 小时尿量。对于症状严重或低钠血症心衰患者每日液体摄取量应限制在 1.5～2L。

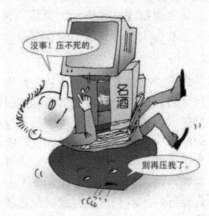

（3）多吃蔬菜（如菠菜、胡萝卜、土豆等）、水果（苹果、杏、桃、梨等）和高钙奶以增加钾、钙摄入，提倡饮低脂奶，选择全谷类高纤维食物，粗细搭配；多吃鱼（最好每周至少 2 次），尤其是含鱼油的鱼（富含 ω-3 多不饱和脂肪酸）、禽肉和坚果，减少脂肪和红肉（牛、羊、猪肉）、糖和含糖饮料的摄入，一日三餐平均分配要合理，食不过量、腹不过饱，零食要适当。

6. 症状的自我监测

反映心衰加重的一些临床表现如疲乏加重、运动耐受性下降、静息心率增加 ≥15～20次/分、活动后气急加重、水肿（尤其下肢）再现或加重、体重增加等。

掌握自我调整基本治疗药物的方法

①出现心衰加重征兆，尤其水肿再现或加重，尿量减少或体重明显增加 2～3 公斤，利尿剂应增加剂量；②清晨起床前静息心率应在 55～60 次/分，如≥65 次/分可适当增加 β 受体阻滞剂的剂量；③血压较前明显降低或≤120/70mmHg，则各种药物（ACEI/ARB、β 受体阻滞剂、利尿剂等）均不宜再加量。

需就诊的情况：心衰症状加重、持续性血压降低或增高（＞130/80mmHg）、心率加快或过缓（≤55 次/分）、心脏节律显著改变（从规则转为不规则或从不规则转为规则，出现频繁早搏且有症状）等。

五、 起搏器植入术后注意事项

如图 4-10 所示。人们通常所说的起搏器，其实是指整个起搏系统，起搏系统由起搏器、起搏电极导线及程控仪组成。其中起搏器和起搏电极导线植入人体。起搏器由钛金属外壳及内部的电路和电池组成。

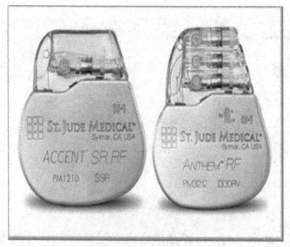

图 4-10　起搏器

　　起搏器是如何工作的呢？植入于人体内的起搏系统的两个部分，即心脏起搏器和起搏电极导线协同工作，发挥两个作用：起搏和感知。医生或护士可以通过起搏系统的第三部分，即程控仪与心脏起搏器进行交流。心脏起搏器通过起搏电极导线将微量电信号传至心脏，称为起搏。每一个微弱电信号称为起搏脉冲，该脉冲可以引发心脏跳动。当人体自身的心脏节律中断、不规则或太慢时，心脏起搏器就开始起搏心脏。心脏起搏器同时监测心脏的自然节律，当心脏起搏器感知到心脏的自然跳动时，就不再发送起搏脉冲至心脏。

　　起搏器术后您需要注意什么？

　　（1）一开始，在创口附近可能会有些微不适。一段时间后，您就不会觉得心脏起搏器的存在了。植入心脏起搏器后，大多数人可以恢复植入心脏起搏器前的日常活动。并且，由于他们的心脏可以正常跳动，人体活动所需的氧的供给可以得到保证，所以，他们会有更良好的感觉。然而这是一个渐进的过程。

　　（2）手术后平卧 6h，8h 之后可离床活动，但术侧肢体避免高举过头，避免剧烈活动。3～4 天可做肩部旋转活动。最初几天避免举起靠近植入心脏起搏器一侧的手臂。术后 1 个月内装有起搏器的一侧上肢应避免做用力过度或幅度过大的动作（如打网球、举重物、引体向上等）（如图 4-11 所示），以免影响起搏器功能或使电极脱落。

　　（3）术后 6 周内术肢不要抬举＞2.5 公斤的物品。不要直接按压您的心脏起搏器。例如：不要试图挤压和移动您的心脏起搏器。

　　（4）不要随意抚弄起搏器植入部位检查切口处。自行检查该部位有无红肿热痛等炎症反应或出血现象，如果发现有发热，疼痛或流液等发炎的症状，立即与您的医生联系。

　　（5）了解您的起搏器设置的起搏频率及使用年限。妥善保管好起搏器卡（内有起搏器型号、有关参数、安装日期、品牌等）。

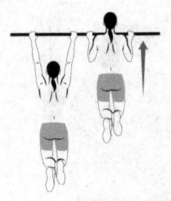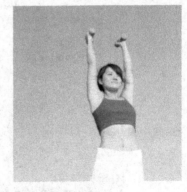

图 4-11　禁忌举重物、引体向上等

(6) 每天自测脉搏 2 次，出现脉率比设置起搏频率低 10% 或再次出现安装起搏器前的症状应及时就医。

(7) 出现下列症状，请立即与医生联系：呼吸困难、头晕、晕厥、持续感到疲劳或乏力、胸痛、连续打嗝、四肢和腰部肿胀。

(8) 当身体日渐恢复时，日常活动可以逐渐恢复。具体的恢复时间，会因活动种类、您的爱好、您的工作性质而有所不同。可以跟您的医生或护士讨论您何时可以恢复洗澡和沐浴、恢复工作、恢复性生活、恢复各种嗜好和休闲活动、参加体育运动。有些心脏起搏器植入者可以恢复以前的慢跑，壁球及网球运动。关于这些运动，您应该咨询您的医生，总的原则是：恢复这些运动应该让您感觉更好，而不是更糟。

(9) 随身携带病人识别卡，心脏起搏器识别卡可以确认您是心脏起搏器植入者。该卡中有关于您的心脏起搏器的重要信息。随时将识别卡带在身边，特别是去随访时，或在机场登机检查时，以及碰到紧急医疗事故时。

(10) 旅行和安检系统：采取安全措施可以避免或减少机场安检系统或公寓、图书馆防盗窃装置对心脏起搏器的影响。绝大多数安装有心脏起搏器的人在通过机场安全门或商店，图书馆防盗门时都不会有影响。如果在靠近这些安全系统时感到晕眩、快速不规则心跳或出现其他不适时，该怎么做？只需按正常的步速通过安全门，而不要在门口徘徊或倚靠在安全系统上。离开这些系统，您的心脏起搏器即可迅速恢复正常。如果您的心脏起搏器的金属外壳引起机场探测器报警您应该：①出示您的心脏起搏器植入卡；②要求使用手持式扫描仪检查，以便通过安检。但应强调，不要让扫描设备长时间在您的心脏起搏器附近停留。

(11) 注意电流、电磁场干扰。使用电磁的工具或设备在工作时会在其周围产生电磁场。这些电磁场通常很弱，不会影响您的心脏起搏器或除颤器，但是如果强度很大，则有可能会干扰您的心脏起搏器或除颤器。这类干扰称之为"电磁干扰"。推荐平时将移动电话放置在远离起搏器至少 15cm 的口袋内，拨打或接听电话时采用对侧。

下列设备应与您的心脏起搏器保持 15cm 以上距离：①电动牙刷（带马达）以及电动牙刷的充电座；②手持吹风机以及带电源线的电动剃须刀；③手持按摩器或按摩椅垫；④寻呼机；⑤当使用电磁炉时，心脏起搏器应该离加热区域 60cm 以上；⑥大型立体声喇叭（内部有强磁铁），不要让这种类型的喇叭靠近您的心脏起搏器；⑦磁性治疗设备，例如按摩器椅垫、膝部缠绕带、手镯、背垫、拖鞋式鞋垫（注意：不建议使用磁性床垫或头枕，因为很难控制其距离心脏起搏器 15cm 以上）；⑧其他公共场所会碰到的磁性物质，如磁性魔术棒、磁性吸物棒以及磁性徽章；⑨手持式电动园艺工具，例如篱笆修剪器、吹叶器等均应离心脏起搏器 15cm 以上。

（12）定期随访：出院后半年内每 1～3 个月随访 1 次，以测试起搏器功能，情况稳定后每半年随访 1 次，接近起搏器使用年限时，应缩短随访间隔时间，在电池耗尽之前及时更换起搏器。

（13）心脏起搏器干扰因素速查表

① 日常环境（如表 4-4 所示）

表 4-4　日常环境中起搏器的干扰因素

家居,工作及防盗装置	安全	可能会有干扰	会有干扰
机场安检设置		注意	
电弧焊接设备			避开
磁性魔棒	安全		
搅拌器	安全		
无线电及电视发射塔			
限制区域			避开
公共区域	安全		
汽车引擎修理		注意	
CD 唱机	安全		
移动电话		注意	
电锯,锄草机			避开
无线电天线		注意	
电脑	安全		
复印机	安全		
去磁仪		注意	
电介质加热器			避开
烘箱	安全		
电热毯	安全		
电动扫帚	安全		
电动开罐器	安全		

续表

家居,工作及防盗装置	安全	可能会有干扰	会有干扰
电熨斗	安全		
电刀	安全		
电动拧螺丝工具	安全		
电动剃须刀			
无线	安全		
有电源线	安全		
电炉	安全		
电动牙刷	安全		
电动打字机	安全		
电子防盗装置		注意	
电子安检系统		注意	
医用磁吸棒	安全		
传真机	安全		
食品加工器	安全		
车库门开启装置	安全		
汽油动力工具		注意	
电吹风			
手持式	安全		
发廊用	安全		
业余无线电天线		注意	
加热垫	安全		
电动截割器		注意	
工业用感应加热器			避开
感应炉	安全		
工业设置			避开
工业磁铁			避开
烙铁			
电子式(熨衣用)	安全		
焊接用	安全		
线锯		注意	
窑(工业窑)			避开
割草机			
电动	安全		
汽油		注意	
树叶吹扫器	安全		

续表

家居,工作及防盗装置	安全	可能会有干扰	会有干扰
图书馆防盗器		注意	
机械车间工具		注意	
磁性徽章机	安全		
磁性疼痛治疗仪			
后背式	安全		
手镯式	安全		
持垫式	安全		
膝盖缠绕式	安全		
按摩式	安全		
床垫式			避开
枕式			避开
拖鞋式	安全		
鞋垫式	安全		
微波炉	安全		
调制解调器	安全		
寻呼机	安全		
个人电脑	安全		
电钻		注意	
电力线			
分配线	安全		
传输线			避开
电动工具		注意	
电厂			
公众区	安全		
限制区			避开
打印机	安全		
业余及民用波段无线		注意	
调频,调幅收音机	安全		
带大功率喇叭的收音机	安全		
电冰箱	安全		
遥控器			
收音机,电视机	安全		
录像机,车库门,汽车	安全		
发廊电吹风	安全		
锯			
链式锯			避开
线式锯		注意	

续表

家居，工作及防盗装置	安全	可能会有干扰	会有干扰
安检系统 　机场 　家用 　图书馆 　零售商店	安全	注意 注意 注意	
缝纫机	安全		
无绳剃须刀	安全		
带电源线剃须刀	安全		
平顶锅 　感应式 　非感应式	安全 安全		
吹雪机 　电动 　汽油动力	安全	 注意	
焊枪		注意	
便携式空气加热器	安全		
熔钢炉			避开
立体声收音机	安全		
大型立体式喇叭		注意	
商店防盗探测器		注意	
电炉	安全		
标准电话手柄	安全		
无线电话	安全		
手持式无绳电话 　对美敦力 Kappa Thera(i 系列)Sigma 系统 　其他美敦力心脏起搏器	安全	 注意	
移动电话 　对所有心脏起搏器		 注意	
电视转播塔 　公共区域 　限制区域	安全		 避开
电视机	安全		
入侵探测器		注意	
电子式超声牙刷	安全		
踏车	安全		
烤炉	安全		

续表

家居,工作及防盗装置	安全	可能会有干扰	会有干扰
传输线			
公式区域	安全		
限制区域			避开
广播电视信号传输塔			
公共区域	安全		
限制区域(如修理区域)			避开
真空吸空器	安全		
录像机	安全		
小型对讲机		注意	
洗衣机	安全		

② 医疗设备及就医过程（如表 4-5 所示）

表 4-5　医疗设备及就医过程对起搏器的干扰

医疗过程或设备	安全	可能会有干扰	会有干扰
骨密度超声检查		注意	
CT 扫描	安全		
电烧灼术			注意
体外除颤			注意
牙钻	安全		
牙科超声检查	安全		
牙科 X 线检查	安全		
透热治疗			注意
电解		注意	
X 线透视	安全		
带环绕颈部导线的助听器			注意
碎石术			注意
磁性疼痛治疗产品			
背部型	安全		
手镯型	安全		
椅垫型	安全		
绕膝型	安全		
按摩型	安全		
床垫型			避免
枕型			避免

续表

医疗过程或设备	安全	可能会有干扰	会有干扰
拖鞋型	安全		
鞋垫型	安全		
核磁共振			避免
乳房 X 线检查	安全		
机械换气		注意	
放疗			注意
射频消融			注意
呼吸频率监测		注意	
经皮电神经刺激			注意
超声诊断		注意	
超声治疗		注意	
计算机辅助 X 线扫描	安全		
牙科 X 线检查	安全		
X 线诊断	安全		
X 线乳房检查	安全		

（编写者：陈凌、林丽霞、李芸、黄嘉熙、詹晓燕）

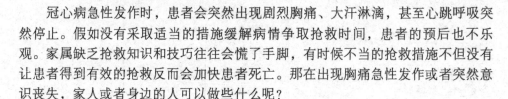

第三节　掌握冠心病急救技巧

一、胸痛发作时的处理

　　冠心病急性发作时，患者会突然出现剧烈胸痛、大汗淋漓，甚至心跳呼吸突然停止。假如没有采取适当的措施缓解病情争取抢救时间，患者的预后也不乐观。家属缺乏抢救知识和技巧往往会慌了手脚，有时候不当的抢救措施不但没有让患者得到有效的抢救反而会加快患者死亡。那在出现胸痛急性发作或者突然意识丧失，家人或者身边的人可以做些什么呢？

　　1. 停止活动，卧床休息

　　冠心病中发生心绞痛或者心肌梗死时，患者首先要立即停止一切活动，坐下或者卧床休息，能减少心脏的耗氧量，千万不能奔走和奔跑呼救或者步行去医院。如在室外则就地先蹲下休息，能暂时缓解心肌的因缺氧而坏死，也避免发生晕厥时跌倒造成进一步的伤害。

2. 保持呼吸道通畅

当家人发现患者冠心病急性病发作时，将患者安置在较为舒适的地方，解开衣领，检查口腔是否有呕吐物，如有及时清除，避免误吸造成气道阻塞。若家里备有氧气设备应立即给氧，并安慰患者不要太紧张，注意开窗通风，保持室内空气新鲜。

3. 用药

有冠心病病史的患者，家里应常备急救药物，如硝酸甘油。硝酸甘油是治疗心绞痛的首选药物，可以说是冠心病患者的救命药。它除了可扩张冠状动脉增加冠状动脉血流外，还可扩张外周血管，减轻心脏负荷，从而缓解心绞痛。

一旦心绞痛发作，可立即舌下含服硝酸甘油 1 片（0.5mg），1～2 分钟内就能起效，约 30 分钟后作用消失。如不见效，隔 5 分钟再含服 1 片，可以连续应用 3 次，一般不超过 3 次。用药时须将身体紧靠在沙发或椅子上。硝酸甘油片宜舌下含服，不能吞服，因为吞服的硝酸甘油片必须在肝脏中吸收，在肝脏中绝大部分的硝酸甘油被灭活，使药效大大降低。而舌下含服，由于舌下有许多血管，把硝酸甘油片含在舌下，硝酸甘油片极易溶化，使药物直接入血，不仅吸收快、起效快，且药效不会降低，生物利用度可高达 80%。硝酸甘油片用量过大会引起面色潮红、搏动性头痛、心慌、血压降低等不良反应。

硝酸甘油片的存放：硝酸甘油片的物理、化学性质不稳定，具有易挥发性，在与空气接触、温度升高、光照等条件下，易分解，使药效大大降低。因此，硝酸甘油片应放在棕色瓶内存放在干燥阴凉处，以免潮解失效。药瓶开封后，每 3 个月更换 1 次，以确保疗效。或含服硝苯地平 5～10mg，一般 2～5 分钟显效，作用可持续约 2～3 小时。

心绞痛发作时，立即平卧休息并及时服用硝酸甘油后几分钟可缓解。如含服硝酸甘油片 0.5mg 后，心绞痛仍未缓解，且伴或不伴有大汗、面色苍白、恶心呕吐、恐惧不安、四肢湿冷、呼吸困难等症状时，就要考虑心肌梗死的可能。此时硝酸甘油片可增至每 3～5 分钟用 1 次，或使用喷雾制剂（如硝酸异山梨酯气雾剂），让患者卷起舌头，在距离舌下部 2.5cm 处喷气体，在短时间内也可起效。在上述处理的同时，另一部分家属应迅速拨打"120"急救电话，送入医院治疗。在急救人员来到之前，切记不可随意搬动病人。

在等待救护车期间，若发现患者脉搏细弱，四肢冰冷，提示可能发生休克，应轻轻将患者头部放低，足部抬高，以增加血流量。但如果患者出现憋喘、气急、呼吸困难或口吐大量粉红色泡沫痰，取上述头低足高位会加重胸闷，只能扶患者取半坐位，同时不宜多饮水。持续剧烈疼痛，放射到左腕、左手背部，面色苍白，脉搏不齐甚至紊乱，是非常危险的，可以选择以下姿势中的某一种（以患者感到最舒适为准），保持到救护车到来：①让患者伏在桌子上，两手当枕，垫在头下；②叠高被子，让患者背靠，头部也倚在被子上；③垫好枕头，让患者仰卧，并适度垫高足跟。

二、病人突然意识丧失时家属急救的方法

日常生活中我们经常会遇到由于急性心肌梗死、猝死、严重创伤、电击伤、溺水、挤压伤、踩踏伤、中毒等种种原因引起的心跳骤停。而冠心病最凶险、最常见的死亡原因是心搏骤停，称为冠心病猝死。心跳停止 3 秒，人就会感到头晕；心跳停止 10～20 秒，人就会昏厥；心跳停止 30～40 秒，人会出现抽搐、瞳孔放大；心跳停止 60 秒，人的呼吸也会停止；心跳停止 4 分钟，脑细胞开始死亡，大脑发生不可逆损害——当发展至脑死亡，患者即成为"植物人"。因此，对心搏骤停患者进行有效的复苏术必须争分夺秒，这也是医学上常常强调的"黄金 4 分钟"。心搏骤停是临床上最紧急的情况。当人突然发生心搏骤停时，必须在 4～8 分钟内建立基础生命维持，保证人体重要脏器的基本血氧供应，直到建立高级生命维持或自身心跳恢复为止。心肺复苏（又称 CPR）正是一种将病人从"鬼门关"抢救回来的急救技术。

另据统计数据显示，在心跳停止 4 分钟内开始复苏者的救活率约为 50%；心跳停止 4～6 分钟内开始复苏者的救活率约为 10%；心跳停止超过 6 分钟开始复苏者的救活率约为 4%；而心跳停止超过 10 分钟才开始复苏者的救活率只有 0.09%。

心搏骤停的表现：病人突然出现双眼上翻、抽搐、意识丧失、呼叫不应、颈动脉搏动消失、皮肤口唇紫绀、心跳、呼吸停止。

根据《2010 年美国心脏协会心肺复苏及心血管急救指南》中指出，心肺复苏的施救程序为 C-A-B 三大步骤：即 C—人工循环（胸外按压）、A—气道开放、B—人工呼吸。那面对有家人在家中突然出现意识丧失要怎样进行施救？以及 CAB 又是什么呢？请谨记心肺复苏口诀：叫-叫-C-A-B。

1. 叫：确认病人意识

假如病人是在家里突然发生晕倒或意识丧失，在确定现场环境安全并且确保自己的个人防护已做好后，轻拍病人双肩，凑近耳边，大声呼叫"你怎么啦"，如无反应，确认意识丧失，立即进行就地抢救，如晕倒在地，不要搬动病人至床上，进行就地抢救。置患者去枕平卧位，解开上衣。如图 4-12、图 4-13 所示。

2. 叫：拨打当地急救中心 120 电话

若患者确定为意识丧失，并有多人在场时，可进行分工合作。如只有一人在场时，应立刻高声呼救，请求其他路人或邻居帮忙。分工如下：一人拨打 120 叫救护车，冷静告知情况、地点与明显位置，最好再派一人到街口指引救护车。只

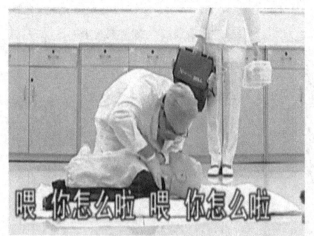

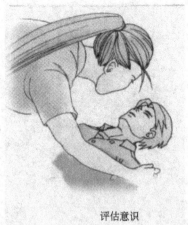

评估意识

图 4-12　呼叫、判断意识

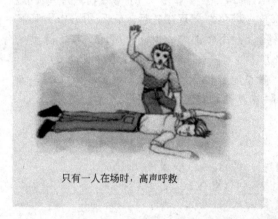

只有一人在场时，高声呼救

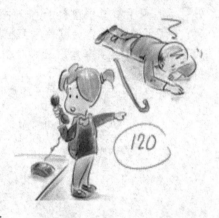

图 4-13　呼救

要患者意识不清，都要尽快送医院处理。

在等待救援的过程中，可进行如下的急救动作。如下列流程所示。

3. C（compressions），即胸外按压

胸外按压就是用人工的方法使心脏跳动，让流动的血液把肺部的氧气送到大脑和其他重要脏器。当发现患者晕倒在地，并出现心搏骤停时，将其平放在地面上，立即进行胸外按压。若患者面部朝下，这时施救者必须以一手固定其后颈，一手放其臀部外侧，平稳地翻身（头颈背成一直线）成仰卧状。为避免颈椎受伤，尽量让患者躺在坚实平坦的表面，不要躺在松软的地方，否则不利急救。

判断心跳呼吸是否停止。方法如下：观察胸腹部5～10秒（数数8秒）有无起伏，同时左手轻按头额，右手摸颈动脉有无搏动。颈动脉搏动检查方法：食、中两指在病人颈中线（男性喉结处）向外侧约1.5～2厘米压按颈动脉（如

图 4-14）。

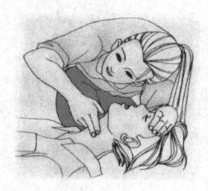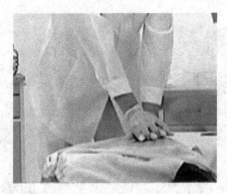

图 4-14　判断心跳、呼吸及定位

若无脉搏，则进行胸外按压。

按压手法（如图 4-15 所示）：按压时用一手掌放置于病人两乳头连线中点处，另一只手掌掌根重叠于前一手背上，两手十指互扣并翘起，只用掌根压其胸骨。然后两手臂绷直，双臂垂直按压胸骨，用腰部的力量向下按压。按压深度要大于 5cm，按压频率为每分钟至少 100 次。持续不间断，间断时间最多为 5 秒。每次胸外按压都要垂直向下、用力、有效地进行 30 次按压。然后通气 2 次，做5 个循环之后，观察患者有无恢复呼吸和脉搏。

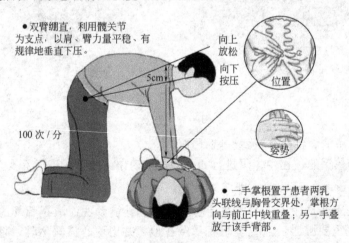

● 双臂绷直，利用髋关节为支点，以肩、臂力量平稳、有规律地垂直下压。

向上放松
向下按压

5cm

位置

100 次/分

姿势

● 一手掌根置于患者两乳头联线与胸骨交界处，掌根方向与前正中线重叠；另一手叠放于该手背部。

图 4-15　按压手法

4. A（airway），保持气道通畅

患者意识丧失，舌根容易向后坠落，导致不同程度地阻塞气道入口处，此时应立即给患者开放气道，才能达到有效的通气状态。此时，如另一人过来帮忙，应蹲在患者头顶侧，检查口腔有无分泌物、异物、义齿。如口腔有分泌物或异物，先立即清除口腔有无胃内容物等，用国际上通用的按额提颌法，头部后仰

90°角（如图 4-16 所示），方法是急救者位于患者一侧，一手按其额头，一手食、中两指轻拉高其下颚，维持其头部后仰。下颌与耳的连线与地面呈垂线 90°，使患者气道充分打开。若怀疑颈椎骨折，改用两手轻托其两侧下颚使头部后仰。打开其嘴巴，取出松动之假牙与断牙或异物，以免吸入肺部或阻塞。

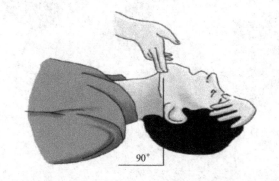

● 一手置于患者前额使其头部后仰，另一手食指与中指置于下颌骨附近下颏或下颌角处，抬起下颏（颌），以开放气道。

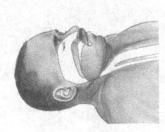 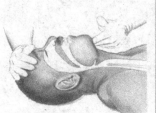 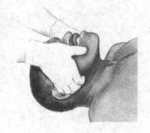

图 4-16 开放气道

5. B（breathing），人工呼吸

花 5 秒钟，耳朵靠近患者口鼻，看（胸部起伏），听，感觉（呼气）呼吸。若有呼吸，保持呼吸道畅通，采侧卧姿势，马上送医。若无呼吸，维持其头部后仰，轻捏紧其鼻孔，连吹两口气。特别注意的是：一边吹气一边观察胸腹部有无起伏即可，在吹气时需要捏住患者的鼻子，口对口要密封。每次吹 1.5～2 秒，吹气后打开鼻孔泄气，待胸部落下，再吹第二口气。如图 4-18 所示。

在行心肺复苏过程中，要随时判断复苏是否成功。如何判断复苏是否有效呢？我们可以通过以下指征来判断：患者瞳孔由大变小，出现对光反射；面色（口唇色）由紫绀转为红润；颈动脉搏动可触及；有眼球活动，甚至手脚开始活动；出现自主呼吸。

如复苏不成功，继续进行上述心肺复苏步骤，直到医务人员到来。如在医务人员赶来前，病人已复苏成功，可使患者成复苏体位，保持气道通畅。但如怀疑颈椎骨折者不宜摆复苏体位，只需继续取平卧位，避免翻动病人。

在公共场合中发生心搏骤停时，先将病人放在地面上，保证环境安全，才能放心施救，然后让人群散开避免围堵造成空气不流畅，指定一人拨打 120 急救电

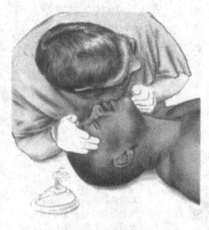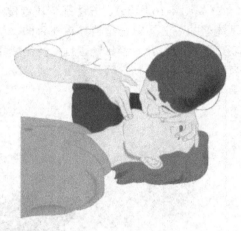

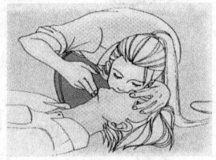

图 4-18　人工呼吸

话，然后重复上述流程。

（编写者：陈凌、林丽霞、李芸、黄嘉熙）

参 考 文 献

图书

[1]　陈灏珠. 内科学 [M]. 4 版北京：人民卫生出版社，1996：248-663.

[2]　尤黎明，吴瑛. 内科护理学 [M]. 4 版北京：人民卫生出版社，2006：149-168.

[3]　陈在嘉，高润霖. 冠心病 [M]. 北京：人民卫生出版社：2002：1075-1099.

[4]　林曙光. 当代心血管病学新进展 [M]. 北京：人民军医出版社，2009：3-20.

[5]　林曙光. 当代心血管病学新进展 [M]. 北京：人民军医出版社，2010：7-13.

[6]　林曙光. 当代心血管病学新进展 [M]. 北京：人民军医出版社，2010：111-133.

[7]　林曙光. 当代心血管病学新进展 [M]. 北京：人民军医出版社，2010：577-584.

[8]　林曙光. 当代心血管病学新进展 [M]. 北京：人民军医出版社，2011：159-206.

期刊

中国肥胖问题工作组数据汇总分析协作组. 我国成人体重指数和腰围对相关疾病危险因素异常的预测价
值：适宜体重指数和腰围切点的研究 [J]. 中华流行病学杂志，2002，23（2）：5-10